천천히
나이 드는 법

질병과 노화로부터 자유로워지는 스탠퍼드대 에이징 혁명

천천히
나이 드는 법

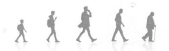

SLOW AGING

임영빈 지음

ORNADO
토네이도

노년내과 전문의로서 환자 한 분 한 분의 삶을 통합적으로 바라볼 때, 건강한 노화의 핵심은 특별한 치료가 아니라 일상의 작은 습관 변화에 있음을 절감한다. 실제 노화는 단순히 시간의 흐름이 아니라, 각자의 질병, 환경, 생활 습관이 복합적으로 작용하는 복잡한 과정이다. 저자인 임영빈 원장은 '어떻게 하면 더 오래, 더 건강하게, 더 품위 있게 살 수 있을까?'라는 노년의학의 본질적 질문에 대해, 최신 의학 지식과 풍부한 임상 경험을 바탕으로 누구나 이해하고 실천할 수 있는 구체적인 방법을 제시한다. 즉, 이 책은 단순한 건강 정보의 나열을 넘어, 노년 환자를 진료하는 노년내과 전문의의 시각에서 '노화의 시대'를 살아가는 모든 이에게 꼭 필요한 실질적 지침을 담고 있다. 이 책에 담긴 과학적 근거와 실제 사례, 그리고 기능적 독립성 유지를 위한 실용적 조언들은 수많은 노년 환자들을 진료하며 얻은 깊은 통찰에서 비롯된 것들이다. 이 책이 더 많은 분들에게 닿아, 모두가 활기차고 존엄한 노년을 맞이하는 데 든든한 동반자가 되기를 진심으로 바란다.

김광준 | 연세대 노년내과 교수

안전망 병원에서 일하는 노년내과 의사로서, 나는 다양한 건강 궤도 있는 각계각층의 환자들을 매일 마주한다. 그들을 보며 내리는 결론은 늘 같다. 천천히 그리고 건강하게 나이 들기 위해서는 젊었을 때부터 건강 습관에 투자해야 한다는 것이다. 신약이나 유행성 보충제에 의존하라는 말이 아니다. 식단과 운동, 수면 등 생활방식 전체를 조율하는 통합적 접근을 해야 한다. 지금 시작한다면 당신의 미래는 달라질 수 있다. 이 책이 보다 행복하고 활기찬 삶으로 나아가는 든든한 안내자가 되어줄 것이다.

에밀리 챙 Emiley Chang | UCLA 노년내과 교수

나는 임영빈 원장이 우리 분야에 꼭 필요한 의사로 성장하는 모습을 곁에서 지켜볼 수 있었던 것을 큰 영광으로 생각한다. 사려 깊고 정확한 그는 노화라는 복잡한 여정을 누구보다 섬세하게 이해하는 의사이다. 노화를 단순한 쇠퇴가 아니라, 한 사람의 이야기가 더욱 풍요롭고 깊어지는 과정으로 바라보는 그의 시선은 특

별하다. 그런 그의 여정에 함께하며 작은 힘이나마 보탤 수 있었던 것을 깊은 보람으로 느끼며, 나이 들수록 더 풍요롭고 싶은 이들에게 이 책을 권한다.

필립 최 Philip Choe | 전 스탠퍼드대 노년내과 교수, 전 프로그램 디렉터

임영빈 원장은 노년기에 접어든 이들이 약물에 의존하지 않고, 생활 습관을 통해 천천히 그리고 건강하게 나이 들 수 있도록 돕는 노년내과 전문의다. 그는 "무조건 이 방법을 따라 하세요"라는 일방적인 지침이 아니라, 왜 그렇게 해야 하는지를 친절하고 깊이 있게 풀어내어 독자 스스로 이해하고 실천할 수 있도록 이끈다. 이 한 권의 책이 당신의 평생의 삶에 지속적인 활력과 에너지를 불어넣어 줄 것이라 믿는다.

케터린 워드 Katherine Ward | 스탠퍼드대 노년내과 과장

프롤로그

나이 듦의 속도와 방향을
설계하는 사람들

사람들은 과연 '천천히 나이 드는 법'을 강조하는 노년내과 의사는 무엇을 먹고, 어떻게 운동을 하고, 어떤 영양제를 먹는지 등 건강 관리나 생활 습관을 궁금해하곤 한다.

나는 오전 5시 30분 알람에 맞춰 하루를 시작한다. 일어나서 실내 자전거에 올라가 20분 동안 애플워치와 연결되어 있는 심박동수에 맞춰 '저강도' 유산소 운동을 한다. 그런 다음 샤워를 하고 아침 식사를 한다. 아침에는 최대한 빵을 피하고 대신 그릭요거트와 그래놀라, 과일을 준비하고 유산균과 프리바이오틱스를 챙기는 동시에, 아이들 학교 간식을 만들어 주고 출근한다.

진료와 미팅들을 끝내고, 퇴근하여 저녁 식사를 아내와 함께 준비한다. 각종 곡물이 포함되었는지, 단백질은 들어갔는지, 야채는 다양한 종류가 포함되었는지 확인하며 요리를 한다. 식사를 마치고 다섯 살과 두 살 된 아이들을 씻기고 재우고 난 후, 글을 쓰거나 창업하는 회사 업무를 본다. 취침 30분 전부터는 모든 스크린 노출을 끄고 잘 준비를 시작하는데 적어도 10분 이상은 책을 읽도록 한다. 6~7시간 숙면을 취한 후 다음 날 일어난다.

옳고 그른 노화에 대해 관심을 가지고 공부를 하다 보면 내 몸과 삶에 대충 대할 수가 없다. 또한 환자들에게 건강한 습관을 제시할 때 본보기가 되어야 하기 때문에 더욱 나 자신에게 철저하게 된다. 하지만 줄곧 이런 방식으로 살아오진 않았다.

스탠퍼드대 노년내과에서 배운 슬로우 에이징

나는 지금도 노력하는 중이지만 예전에는 체력이 더 약했다. 의대 진학을 위해 공부만 하는 학생이었고, 키는 크지만 뚱뚱하고 운동 신경이 부족한 편이었다. 의대에 들어가서도 버거운 공부량 때문에 운동할 시간이 없었다. 책상 앞에 하루 종일 앉아 있으니 자연적으로 체중이 늘어 경도비만까지 갔으며, 하지정맥류 때문에 다리가 부어 고생했다. 더 좋아질 줄 알았지만 인턴과 레지던트 시절에는 관리를 더욱 하지 못했다. 당직 스케줄 때문에 수면 패턴도 망가졌고, 끼니는 서둘러 때우기에 급급했으니, 하구 일과를 마치고 들어와서는 습관처럼 맥주 한 캔을 마셨다. 그러니 결국, 손가락 관절염이 발현되어 타자 치기도 어려웠고, 장 트러블이 잦았으며, 체중이 늘었고, 탈모가 시작되었다. UCLA의 저명한 교수님에게 내 증상을 이야기하고 혈액 검사도 했지만, 이런 애매모호한 증상들은 '큰 질병'이 아니라서 그런지 정확한 진단이 서질 않았다.

그러던 중 내 변화의 시작점이 스탠퍼드대에서 일어났다. 펠로 과정을 시작하고 얼마 지나지 않아 지도 교수님은 본질적인 질문 하나로 내 진료 태도의 근간을 흔들었다. 그것은 바로 '작은 질병'을 감지하고 파고드는 시각을 기르는 것이었다. 당시 나는 이미 일반내과 레지던트를 마친 상태였지만, 교수님은 물리치료사 리포트를 건네며 내용을 분석해 보라고 지시했다. 그러나 기본적인 사항 외에는 아무것도 읽어내지 못했다. 중환자실 중심의 내과 수련 과정을 거치며, 나는 물리치료사, 작업치료사, 영양사, 간호보조사 등을 '보조 인력'으로만 인식해왔고, 그들의 평가와 개입을 임상 판단의 주요 변수로 간주하지 않았던 것이다. 교수님은 이 점을 정확히 지적하셨다.

이후 나는 재활치료사, 영양사, 간호 인력들과 더 많은 시간을 보내며, 이전까지 간과했던 영역인 재활, 운동, 영양, 간호에 대해 실질적으로 이해하고 배우기 시작했다. 그 과정에서 환자를 바라보는 시선 자체가 달라졌다. 교수님이 가르쳐주신 '작은 곳에서 배움을 찾는 습관'은 스탠퍼드대 이후에도 이어졌다. 척추교정 전문의, 한의사 지인, 퍼스널 트레이너 등 다양한 전문가들과 교류하며, 내가 놓치고 있던 회복과 예방 중심의 의학을 채워나갔다. 과거에는 위급한 환자를 살리는 기술을 익혔다면, 지금은 비교적 건강한 사람을 더 건강하게 만들고, 궁극적으로는 '천천히 나이 드는 방법'을 설계하는 데 집중하게 되었다.

이런 관심은 자연스럽게 더 넓은 배움으로 이어졌다. 다양한 분야에서 활동하는 전문가들의 강의를 듣고, 책을 통해 지식을 확장하며, 직접 실천해보니, 내 건강부터 달라지는 것이 느껴졌다. 이전에 겪었던 여러 증상들도 사라졌다.

나는 환자들에게도 같은 방식으로 접근하고 있다. 예를 들어, 88세 여성 환자는 3개월 만에 지팡이 없이도 걷게 되었고, 71세 여성은 식습관과 운동을 조정한 결과 당화혈색소 수치가 6.5%에서 5.6%로 떨어져 당뇨 진단 기준을 벗어났다. 또 68세 여성은 10년간 복용해온 수면제를 끊고 숙면을 취할 수 있게 되었다.

스탠퍼드 시니어 클리닉에서 만났던 환자들은 지금도 기억에 깊이 남아 있다. 그들은 '슬로우 에이징'의 생생한 예시였고, 이들을 만나지 않았다면 나는 결코 나이의 흐름을 거슬러 설계하는 진료의 가능성을 체감하지 못했을 것이다. 언제나 또렷한 눈빛에 운동복 차림으로 내원해 새롭게 제시된 건강 습관을 들으면 반드시 실천으로 옮겼다. 이러한 변화의 배경에는 스탠퍼드대 교수진의 섬세하고 지속적인 돌봄이 있었다. 약물 중심의 처방이 아니라, 경청과 안내를 통해 생활의 구조 자체를 바꾸도록 도운 것이다. 그들을 통해 단지 '오래 사는 것'을 넘어서, 에너지와 기능을 최대한 유지한 채 나이 들어가는 삶이 가능하다는 것을 보았다.

저속노화를 위한 작은 실천들

노년내과에서 '천천히 나이 드는 법'과 생활 습관 개선을 강조하는 데는 몇 가지 분명한 이유가 있다. 단순히 의사 본인이 그 방법을 완벽히 실천하고 있기 때문은 아니다. 오히려 우리 역시 시행착오를 겪고, 부족함을 인정하면서도 실천하려고 노력하는 사람들이다.

첫째, 노년내과 진료의 상당수는 약물 치료로 해결되지 않는 문제들을 다룬다. 예를 들어, 수면제를 최대 용량으로 복용 중임에도 불면을 호소하는 환자에게는 수면 위생sleep hygiene과 같은 생활 습관을 반드시 짚고 넘어가야 한다. 단순한 약 처방이 아닌, 일상의 구조와 습관을 중심으로 한 접근이 필수적이다.

둘째, 다양한 노화의 궤도에 있는 환자들을 접하면서, 노화 속도의 차이를 매일 목격하게 된다. 같은 73세라도 어떤 환자는 여전히 사회활동을 유지하는 반면, 어떤 환자는 장기요양시설 입소 직전에 있다. 이들의 건강 이력을 추적해보면, 그 궤도의 차이는 오랜 기간 축적된 생활 방식의 결과인 경우가 많다. 이러한 맥락에서 노화 경로를 분석하고 개입하는 것은 노년내과의 핵심 역할 중 하나다.

셋째, 노화에 대한 관점 자체가 다르다. 노년내과에서는 노화를 하나의 '질병'처럼 관리하면서 동시에 그것이 자연스러운 생리적 현상임을 인정한다. 가능한 한 기능을 유지하고 질병을 예방하려 노력하지만, 어느 시점에서는 노화를 수용하고 환자와 함께 그 흐름에 맞춰가는 조화로운 접근이 필요하다.

결국 노년내과가 다루는 것은 단순한 '나이 듦'이 아니라, 그 과정 속의 선택과 방향이다. 약물 이상의 개입이 필요하고, 그 핵심에 생활 습관이 있다. 진료실에서 환자들을 만날 때마다 내가 자주 강조하는 말이 있다.

"외래 진료에서 약물은 10%에 불과하고, 나머지 90%는 건강 습관에 달려 있습니다."

물론 모든 상황에 습관 개선만을 적용하는 것은 아니다. 심혈관 질환, 파킨슨병, 암과 같은 질환에서는 당연히 정통 의학과 약물 치료가 핵심이다. 하지만 질병 발생 전 단계, 혹은 약물 치료의 보조적 수단으로서 건강 습관의 교정은 매우 중요한 역할을 한다. 일상의 선택을 통해 질병을 늦추고, 생물학적 노화를 완화하며, 보다 젊고 활력 있는 삶을 유지할 수 있는 길은 분명 존재한다. 이 책에서는 우리가 보다 오래 젊음과 건강을 유지하며 천천히 나이 들기 위해서 어떤 선택을 해야 하는지를 일상의 관점에서 살펴볼 것이다.

정신건강의학과 전문의 가바사와 시온은 자신의 저서 《아웃풋 트레이닝》에서 "인풋만으로는 뇌 속 세계만 바뀌고, 아웃풋을 해야 현실이 바뀐다"고 말한다. 우리가 지식을 습득하는 것(인풋)만으로는 충분하지 않으며, 반드시 실행(아웃풋)이 병행되어야 현실에서의 변화가 이루어진다는 것이다. 많은 사람들이 인풋에만 집중한 채 행동하지 않아 변화를 체감하지 못한다. 영어 학습, 시험 공부, 건강 습관 모두 마찬가지다.

최근 69세 비만 남성 환자가 체중을 15kg 감량하도록 식이와 운동을 매월 조정해가며 도왔다. 단순한 조언이 아닌, 그 달의 목표와 실행 계획을 구체적으로 제시해야 했다. 71세 여성 환자에게는 골밀도 검사 결과를 기반으로 특정 부위의 근력 운동과 비타민 D 보충 전략을 조합해 1년 만에 골다공증에서 벗어나도록 했다. 단순히 "운동하세요"라는 말로는 부족하다. 정확한 데이터에 기반해 어떤 부위를 어떻게 강화해야 하는지를 알려주는 것이 중요하다.

이러한 습관 개선은 치매 환자에게도 필수적이다. 다만 치매 환자는 새로운 정보를 습득하고 기억하는 데 어려움이 있기 때문에, 반드시 가족이나 간병인을 진료에 동반시켜 구체적인 식사와 운동 계획을 함께 전달해야 한다.

이 책에서 제시하는 운동, 식사, 수면 등의 인풋을 단지 읽는 데 그치지 않고 실천해야 한다. 모든 내용을 완벽히 숙지하지 않아도 된다. 오히려 작게 나눠 읽더라도, 바로 실행에 옮기는 것이 진정한 의미의 변화다. 시온 박사가 강조하듯, '인풋 직후'가 아웃풋의 황금 타이밍이다. 책을 덮기 전에, 먼저 움직여보자.

오랫동안 '최고의 건강 습관'이라는 개념은 다소 모호했다. 목소리가 크거나, 겉으로 보기에 건강해 보이는 이들이 주장하는 방식이 기준이 되기 일쑤였다. 그러나 이제는 다르다. 특정 생활 습관을 실천한 사람들의 생물학적 노화 속도를 혈액 검사로 객관적으로 측정하고 비교할 수 있는 시대가 왔다. 이 책에서는 그러한 과학적 데이터를 기반으로, 어떤 습관이 실제로 노화를 늦추는 데 효과적인지 구체적으로 소개할 것이다.

또한 중장년층에서 의미 있는 변화를 이끌어냈다면, 젊은 연령대에서 건강한 습관을 조기에 정착시킬 경우 효과는 훨씬 더 클 것이라는 확신이 들었다. 젊은 성인들이 현재의 건강을 당연하게 여기지 않고, 오히려 감사한 마음으로 그 기반을 다지며 최고의 습관을 체화한다면 어떨까? 나는 실제로 그렇게 사는 이들을 만났고, 이 책에서는 그들이 시계도 다루고 있다. 이러한 습관들이 20~40대 전체에 '기본 상식'으로 자리 잡는다면, 이는 단지 개인의 건강을 넘어 사회 전체의 생산성과 경제력에도 영향을 미칠 수 있다. 천천히 나이 드는 습관이 개인을 넘어서, 사회 전체의 건강과 활력을 되살리는 열쇠가 되길 기대한다.

천천히 나이 드는 법

차례

추천의 글   5
프롤로그   나이 듦의 속도와 방향을 설계하는 사람들   8

1장
우리는 어떻게
나이 들고 있는가

젊음을 되돌리는 사람들   23
노화는 질병일까?   25
우리는 평생 두 번 크게 늙는다   29
나는 얼마나 빨리 늙고 있을까?   31
더 빨리 늙고, 더 암에 잘 걸리는 세대   34
유전자 스위치의 온오프   38
젊음을 부르는 습관들   41

2장
명 없이 오래 사는 사람들
: 만성 염증부터 잡아라

가속노화의 8가지 원인   51
모두 만성 염증 탓이다   54
만성 염증은 왜 생기는가?   57
병과 노화의 주범 1: 혈당 스파이크를 피하라   59
병과 노화의 주범 2: 고지방 음식을 먹을 때 일어나는 일   62
병과 노화의 주범 3: 초가공식품 늪에서 나오기   69
염증을 잡아라   77

3장
활력 넘치는 삶은
심장에서 시작된다

40대 심장을 지닌 노인   87
체력이 좋다 = 최대산소섭취량이 높다   89
최대산소섭취량이 사망률에 미치는 영향   92
나의 최대산소섭취량은?   97
누구나 체력을 되찾을 수 있다   101
저속노화을 위한 최적의 운동   103
존 투 트레이닝, 이렇게 하세요   108

4장
근육 자산을 기르는 습관

근육이 없을 때 일어나는 일   115

몸이 늙는 가장 큰 이유   118

근육을 깨우는 방법 1: 류신   120

근육을 깨우는 방법 2: 근력 운동   130

엉덩이 기억상실증에 걸리다   136

엉덩이 근육을 키우는 세 가지 방법   140

모든 것은 악력에서 시작된다   142

발란스를 잡아라   147

5장
건강한 사람들의 장수 식탁

최상의 식단을 찾아서   159

지중해 식단을 추천하는 이유   162

절식은 꼭 필요할까?   166

몸속 보호막이 무너지면   170

장내 미생물 불균형과 치매   173

장수하는 사람들의 비밀   175

유산균 잘 먹는 법   178

발효 음식의 효능   183

올바른 프리바이오틱스 섭취법   188

30가지 플랜트 챌린지   191

피해야 할 음식들   195

하루 세 끼 저속노화 식단   196

6장
잠이 삶의 질을 결정한다

잠이 진짜 보약이다   203

수면과 노화   206

건강하게 잘 자는 사람들   210

나는 왜 못 자는 걸까?   212

수면 습관의 놀라운 힘   215

수면 관리의 두 과정   218

생체리듬을 알면 푹 잘 수 있다: 빛과 멜라토닌의 조절   220

수면 압력을 높여라: 아데노신의 활용   225

살짝 추워야 잘 잔다   231

수면을 방해하는 것들   234

7장
피부 나이를 되돌리는 법

과학적인 스킨 케어 루틴   241

피부를 늙게 하는 것   242

피부 탄력을 지키는 레티놀   244

콜라겐 펩타이드 섭취하기   247

피부는 보습이 필요하다   248

무조건 자외선 차단제   250

얼굴이 처지는 이유   253

노화와 탈모   254

에필로그   **당신의 삶은 분명 달라질 것이다**   257

주   262

1장

우리는 어떻게
나이 들고 있는가

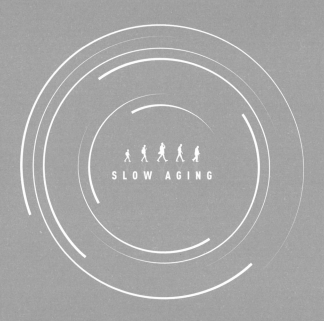

SLOW AGING

젊음을 되돌리는 사람들

　노년내과 전문의인 나를 놀라게 하는 사람들이 있다. 그중 한 명이 바로 48세 브라이언 존슨Bryan Johnson이다. 존슨은 2013년 36세의 나이에 자신의 회사인 브레인트리Braintree를 페이팔Paypal 에 8억 달러에 매각하며 엄청난 부를 이루었다. 모두가 그런 그를 부러워했다. 하지만 그의 건강 상태는 매우 심각했다. 회사 설립과 가치를 끌어올리는 데 과도하게 몸을 혹사시킨 탓에 체중이 급격히 증가했고, 정신 질환에 시달렸으며, 피부 트러블이 잦았다.

　인생에서 다시 건강과 활력을 되찾고 싶었던 그는 블루프린트 프로젝트를 시작하게 된다. 블루프린트 프로젝트란 브라이언 존슨과 30명의 의료 전문가 팀이 설계한 종합적이고 엄격한 항노화 프로그램이다. 그는 매년 이 프로그램에 200만 달러를 투자하며 엄격한 식단 관리, 꾸준한 운동, 다양한 건강 보조식품 섭취 등을 실천한 결과, 현재 자신의 청노화 전략과 상태를 공유하는 커뮤니티에서 저속노화 순위 1위를 기록했다. 그는 이러한 자신의 경험과 결과를 모두에게 공유하고 있다.

62세의 데이브 파스코Dave Pascoe도 마찬가지다. 그의 실제 나이는 62세이지만 몸과 세포가 얼마나 건강하고 젊게 유지되고 있는지를 나타내는 생체 나이는 37.95세이다. 그는 브라이언 존슨처럼 거액의 자금을 투자하는 프로그램 대신, 자신만의 건강 철학과 습관으로 젊음을 유지하고 있다. 그는 근력 운동을 매우 중요하게 생각하며, 걷기, 달리기, 등산, P90X, 요가, 필라테스, 실내 자전거 등을 활용해 운동을 한다. 그의 생활 공간 곳곳에는 운동할 수 있는 장소가 마련되어 있고, 운동 기구들이 전략적으로 배치되어 있다. 그렇기에 일상에서 자연스럽게 운동을 할 수 있다. 또한 브라이언 존슨과 다르게 매끼마다 같은 식사를 하지 않고, 다양한 재료로 식단을 구성하며 고단백질 식사를 중심으로 한다.

이처럼 많은 사람들이 실제 나이보다 생체 나이가 더 젊어질 수 있도록 노력하고 있다. 건강을 잘 돌본다면 실제 나이보다 생체 나이가 더 어릴 수 있으며, 반대로 건강을 돌보지 않으면 생체 나이가 실제 나이보다 더 많을 수 있다. 우리 중 어떤 사람도 실제 나이보다 생체 나이가 더 많기를 원하는 사람은 없을 것이다. 모두 더 젊고, 건강하게, 오래 살기를 바란다. 그것이 이 책을 쓰고 읽는 이유일 것이다.

노화는 질병일까?

세계보건기구WHO 보고서에 따르면, 한국인의 기대수명은 83.8년(2021년 기준)으로 세계 3위에 해당한다. 하지만 기대수명 중 건강을 유지하는 기간인 건강수명은 61.9년으로 발표되었다. 나머지 21.9년은 질병과 부상 속에서 살아가게 되는 것이다. 이렇게 긴 시간 아픈 채로 살아가는 것이 아니라 건강한 상태로 보다 오래 살기 위해서는 무엇이 필요할까? 이를 위해서는 노쇠가 시작된 시점부터 치료하는 관점이 아니라, 20~30년 전부터 촉진된 노화를 치료하고 준비하는 방식이 필요하다. 그러려면 촉진된 노화를 질병으로 바라보며 문제를 해결하려고 노력하는 관점이 필요하게 된다.

그러나 과연 노화를 질병이라고 정의할 수 있을까? 이 질문은 단순한 용어 논쟁을 넘어, 우리가 노화와 건강, 그리고 의학의 미래를 바라보는 방식을 근본적으로 바꿀 수 있는 중요한 논쟁을 일으켰다. 초기 세계보건기구는 '노년old age'이라는 용어를 진단 범주에 포함시키겠다고 제안했으나, 노인 정신의학 분야의

대가인 키란 라베루Kiran Rabheru 교수 등 여러 의료진들은 이 표현이 연령 차별을 강화하고 새로운 형태의 차별을 초래할 수 있다며 우려를 표명했다. 이들의 노력 끝에 세계보건기구는 '노년'을 '내재적 능력의 감소와 관련된 노화'라는 보다 균형 잡힌 표현으로 대체하기로 했다. 그렇다면 내재적 능력이 감소하지 않도록 유지할 수 있는 치료 방법은 무엇일까?

주장 1. 노화는 질병이 아니다

많은 의사들은 노화를 질병으로 보는 것에 반대한다. 특별히 대부분의 노년내과 전문의는 노화를 질병으로 바라보는 시각보다는 포용하고 현실적인 도움을 주자는 관점이라고 말해도 과언이 아니다. 이들의 우려는 다음과 같다.

첫째, 노화는 보편적이고 자연스러운 과정이다. 질병은 일부 사람들에게만 영향을 미치지만, 노화는 모든 사람이 겪는 정상적인 과정이다. 이를 질병으로 분류하는 것은 자연스러운 현상을 병리화할 위험이 있다.

둘째, 노화는 반드시 부정적인 과정이 아니다. 노화는 위험을 수반할 수 있지만, 유전자, 환경, 생활 방식에 크게 영향을 받는 가변적인 과정이다. 운동이나 건강한 식단과 같은 개입은 긍정적인 효과를 입증했으며, 단순히 나이만으로 건강 상태를 예측하는 것은 부적절하다.

셋째, 연령 차별의 심화 위험이 있다. 노화를 질병으로 분류하면 이미 전 세계적으로 만연한 연령 차별을 더욱 악화시킬 수 있다.

마지막으로, 인간을 대상으로 한 확실한 증거의 부족이다. 전임상 연구에서 긍정적인 결과가 나타났고 많은 투자가 이루어졌음에도 불구하고, 인간에게서 노화 속도나 질병 진행을 유의미하게 늦춘 개입은 아직 없다는 것이다.

주장 2. 노화는 질병이다

반면에 노화를 질병으로 분류하자는 입장은 의학의 패러다임을 혁신적으로 바꿀 수 있다고 주장한다. 고령은 암, 당뇨병, 심혈관 질환과 같은 다양한 질병의 주요 위험 요인이며, 스트레스에 대한 신체의 회복력 감소 등 여러 문제를 동반한다. 만약 노화를 병리학적 과정으로 본다면, 연구자들은 노화 자체의 생리적 메커니즘을 표적으로 삼아 이를 늦추거나 완화할 수 있는 방법을 모색할 수 있다.

이 아이디어는 단순한 이론에 그치지 않는다. 전임상 연구에 따르면, 노화는 적어도 부분적으로는 유전적으로 프로그램된 과정이며, 이는 다양한 종에서 공통적으로 발견된다. 흥미롭게도, 이러한 노화 경로 중 상당수는 암이나 당뇨병 같은 질병의 발병 과정과도 연결되어 있다. 예를 들어, 당뇨병 치료제로 널리 사용되는 메트포르민을 복용하는 당뇨병 환자들이 당뇨병이 없는 사람들보다 더 오래 살며, 심지어 다른 약을 먹 병하는 당뇨병 환자들과 비교해도 더 오래 사는 것으로 관찰 연구에서 나타났다. 이는 무작위 대조군 임상시험으로 발전하여, 메트포르민을 활용한 노화 지연 연구에서 메트포르민이 노화 관련 질병에 미치는 영향을 평가하는 연구가 한창 진행 중이다.

노화를 질병으로 다루게 되면, 연구자들은 노화 과정을 늦추는 방법을 평가하는 임상시험을 설계할 수 있게 된다. 이는 건강수명을 연장하고, 나아가 기대수명 자체를 늘릴 수 있는 가능성을 열어줄 것이다.

건강을 경제적 가치로 환산해 보자. 하버드대 유전자학과 데이비드 싱클레어David Sinclair 교수는 건강수명을 1년 늘린다면 미국의 생산성을 38조 달러 증가시킬 수 있고, 10년 늘린다면 367조 달러의 생산성을 증가시킬 수 있다고 언급했다. 이는 나이 든 환자의 수명을 늘리는 것이 아니라, 더 많은 건강한 성인을 통해 국가 생산력이 증가하는 것을 의미한다. 더 나아가 당뇨병, 심혈관 질환, 신장 질환, 치매와 같은 만성 질환에 사용되는 지출이 매년 2.5조 달러에 달하는 것을 고려하면, 가속노화를 젊은 나이에 치료하는 것이 경제적 생산성에 큰 의미를 줄 수 있다.[1]

논쟁은 계속되고 있지만, 한 가지는 분명하다. 보다 건강하게 오래 살도록 돕는 장수 과학은 엄청난 가능성을 가지고 있다는 점이다. 이 연구가 그 잠재력을 실현한다면, 의학은 노화 관련 변화를 개별적으로 치료하는 대신 보다 전체론적인 관점으로 접근할 것이다. 그러나 이를 위해서는 장수 과학과 노년내과 두 분야가 서로를 인정하고 협력해야 한다.

세계적으로 고령 인구가 증가하고 있으며, 이들은 최고의 과학적 돌봄을 받을 자격이 있다. 이를 실현하기 위해서는 의사와 연구자들이 함께 협력하여 노화 관련 질병 치료와 노화 자체를 이해하는 새로운 다리를 만들어야 한다. 신중하게 접근한다면, 장수 의학은 단순히 노화를 치료하는 데 그치지 않고, 우리가 '노화를 살아가는 방식'을 근본적으로 재정의할 수 있을 것이다.

우리는 평생 두 번 크게 늙는다

노화는 우리 모두가 겪는 과정이지만, 단순히 시간이 지남에 따라 점진적으로 진행되는 일이 아니다. 마치 파도가 밀려오듯, 인생의 특정 시점에서 갑작스러운 변화가 찾아온다. 이러한 변화는 단지 우리의 일상적인 느낌에만 영향을 미치는 것이 아니라, 심장병, 당뇨병, 면역 질환과 같은 특정 질병이 나이가 들수록 왜 더 흔해지는가와도 깊은 관련이 있다.

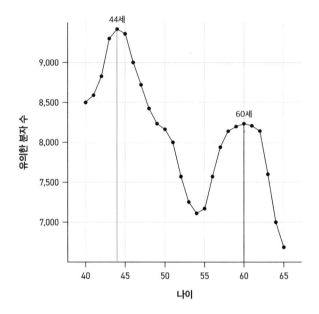

나이에 따른 분자와 미생물 발현의 변화

스탠퍼드대학교 연구진은 노화가 왜 이러한 방식으로 일어나는지, 그리고 어떻게 하면 더 오래 건강하게 살 수 있는지를 밝히기 위해 노화의 생물학적 메커니즘을 깊이 연구해오고 있다.[2] 2024년에 진행된 한 획기적인 연구에서는 25세에서 75세 사이의 캘리포니아에 거주하는 108명을 몇 년간 추적 조사했다. 연구진은 첨단 기술을 사용해 이들의 몸속에서 일어나는 분자 수준의 변화를 분석한 결과, 노화 과정에서 약 44세와 60세 무렵 두 번의 주요 전환점이 있다는 것을 발견했다.

천천히 나이 드는 법

이 전환점마다 우리 몸에서는 눈에 보이지 않는 극적인 변화가 일어난다. 예를 들어, 44세 전후로는 몸이 지방과 알코올 등을 처리하는 방식과 심혈 관계 기능을 유지하고 조절하는 방식이 변화하기 시작한다. 또한 60세에 이르면, 초점은 면역 체계의 기능과 몸이 당을 처리하는 방식으로 옮겨간다. 이러한 변화는 하루아침에 일어나는 것이 아니지만, 바로 이 시기에 건강 위험이 급증하는 이유를 설명할 만큼 중요한 변화들이다.

이 연구가 전달하는 중요한 메시지는 노화가 결코 무작위로 일어나는 과정이 아니라는 점이다. 노화는 특정한 패턴을 따르며, 우리는 이제 그 패턴을 이해하기 시작했다. 이러한 변화를 연구함으로써 과학자들은 노화 관련 질병을 예방하거나 심지어 되돌릴 방법을 개발할 수 있기를 기대하고 있다. 상상해 보라. 60세가 노화가 가속화되는 시기가 아니라, 앞으로 몇 십 년간 활기차고 건강한 삶을 유지할 수 있는 시작점이 되는 미래를.

나는 얼마나 빨리 늙고 있을까?

2013년, UCLA 스티브 호바스Steve Horvath 교수는 건강 관리의 판도를 바꾸었다. 그는 단지 피 몇 방울로 사람의 생체 나이를 측정하는 방법을 개발해 당시 학계와 많은 전문가들을 놀라게 했다. 그로부터 12년이 흐른 지금, 생체 나이가 실제 나이보다 더 짧거나 늙었다는 검사를 넘어서, 인간 노화에 대한 분석은 놀라울 정도로 발전해왔다.

2016년에는 2세대 검사들이 출시되었는데, 대표적인 예로 페노에이지PhenoAge와 그림에이지GrimAge가 있다. 다음의 모래시계 그림을 참고하면 이해하는 데 도움이 될 것이다. 총 수명을 의미하는 모래가 아래로 얼마나 빠져나갔는지를 살펴보는 것이 1세대 검사라고 생각하면, 모래가 얼마나 남았는지를 검사하는 것이 2세대 검사라고 할 수 있다.

2022년에는 3세대 검사가 출시되었는데, 이는 모래시계에서 얼마나 빨리 모래가 내려가는지를 측정함으로써 노화의 속도를 알려준다. 듀크대 의과대학교에서 발표한 3세대 검사인 더니든 페이스DunedinPACE는 25년간 추적 연구한 1,000여 명의 환자들의 건강 습관과 혈액 검사를 통해 사람의 몸이 얼마나 빨리 늙고 있는지를 알려준다. 2023년에 출시된 4세대 검사에 대해서는 뒷부분에 소개할 예정이며, 여기에서는 노화의 속도를 알려주는 3세대 검사에 대해 조금 더 알아보자. 이 내용을 이해하면 노화의 속도를 늦추고 가속노화를 지연시키는 핵심을 파악할 수 있을 것이다.

노화 속도를 평가하게 되면서, 일부 사람들은 매우 빠르게 나이 들고, 다른 사람들은 매우 천천히 나이 든다는 사실을 알게 되

노화의 정도를 측정하는 지표의 변화

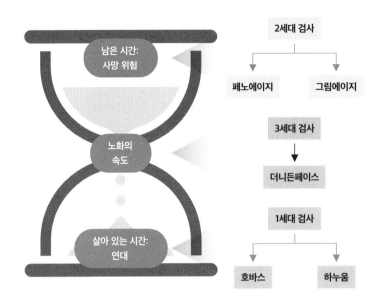

었다. 만약 일 년에 한 살씩 노화가 진행되는 것이 기본값이라면, 1보다 높은 점수, 예를 들어 1.6은 가속노화를 겪고 있다는 것이고, 1보다 낮은 숫자는 저속노화를 경험하고 있다는 의미이다.

더니든페이스 검사를 실시하는 기관에서는 점점 더 많은 사람들이 저속노화를 실천하고 있다는 데이터를 축적하고 있다. 또한 참가자들이 검증된 항노화 전략을 통해 생물학적 연령을 되돌리는 것을 목표로 하는 '레주비네이션 올림픽Rejuvenation Olympic'이 열려 실시간으로 온라인에서 공유되고 있기도 하다.[3] 다음

레주비네이션 올림픽 순위

랭킹	이름	평균 속도	최고 속도
1	브라이언 존슨Bryan Johnson	0.54	0.48
2	알도 브릿츠기Aldo Britschgi	0.58	0.53
3	다니엘 루이스Daniel Lewis	0.617	0.58
4	시임 랜드Siim Land	0.63	0.62
5	브룩 폴린Brooke Paulin	0.637	0.56
6	조나단 스미스Jonathan Smith	0.68	0.64
7	맥스 헤르탄Max Hertan	0.687	0.66

· 2025년 4월 26일 기준임.

은 한 시점에서 가장 천천히 나이 들고 있는 사람들의 저속노화
순위이다.

더 빨리 늙고, 더 암에 잘 걸리는 세대

그렇다면 우리 주변의 많은 현대인들도 이러한 노화 속도를
유지하고 있을까? 안타깝게도 그렇지 않다.

미국암연구학회AACR에서 2024년 4월에 매우 충격적인 연구
결과가 발표되었다.[4] 현대인들이 1950년대 사람들보다 가속노

화가 더 촉진되고 있다는 것이다. 정확히 말하면, 1965년 이후로 태어난 사람들이 1950~1954년에 태어난 사람들보다 17% 더 가속노화를 경험하고 있다.

연구진은 37~54세 영국인 14만 8,724명의 혈액 검사를 분석한 결과, 가속노화에서 표준편차가 1씩 증가할 때마다 조기 발병 폐암 위험이 42%, 조기 발병 위장관암 위험이 22%, 조기 발병 자궁암 위험이 36% 증가하는 것으로 나타났다. 또한 '가속노화'와 '조기 암 발병'의 원인으로 만성 염증과 세포 노화를 꼽았다. 암과 노화는 주로 노령 인구에 대한 우려로 여겨져 왔다. 암과 가속노화가 최근 수십 년 동안 젊은 인구에서도 중요한 문제가 되고 있다는 사실은 예상치 못한 일이었다.

실제로 전 세계적으로 젊은 암 환자들이 늘고 있다. 중장년층의 병으로 여겨졌던 암이 10대 후반에서 40대 사이에 발병하는 비율이 급증하고 있어, 각국의 의료계와 정부는 긴장하고 있다. 지난해 영국의 한 연구팀이 204개 국가와 지역을 조사한 결과, 1990~2019년 동안 50세 미만의 연간 신규 암 진단 건수가 79%, 암 사망자는 28% 증가했다고 발표했다. 이 추세대로라면, 2030년까지 젊은 암 환자는 지금보다 31%, 사망자는 21% 증가할 전망이다.

한국도 젊은 세대에서 암 위험이 높은 국가 중 하나이다. 건강보험심사평가원 통계에 따르면, 지난 5년간 20대 환자의 암

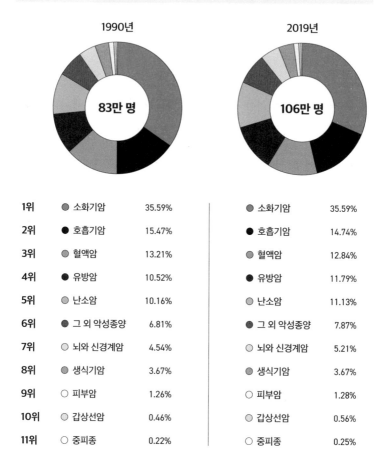

50세 미만 조기 발병 암 사망자와 순위

순위	1990년		2019년	
1위	소화기암	35.59%	소화기암	35.59%
2위	호흡기암	15.47%	호흡기암	14.74%
3위	혈액암	13.21%	혈액암	12.84%
4위	유방암	10.52%	유방암	11.79%
5위	난소암	10.16%	난소암	11.13%
6위	그 외 악성종양	6.81%	그 외 악성종양	7.87%
7위	뇌와 신경계암	4.54%	뇌와 신경계암	5.21%
8위	생식기암	3.67%	생식기암	3.67%
9위	피부암	1.26%	피부암	1.28%
10위	갑상선암	0.46%	갑상선암	0.56%
11위	중피종	0.22%	중피종	0.25%

· 1990년과 2019년의 암 발병과 사망자의 비중을 나타낸 표다.

발병률은 26% 증가했다. 특히 직장암은 20대 남성과 여성에서 각각 107%, 142% 증가했다. 안타깝게도 한국의 20~30대

대장암 발병률은 세계에서 1위를 차지하고 있다. 유방암 역시 2010년 9만 7,008건에서 2016년 15만 3,481건, 2022년에는 23만 5,118건으로 급증하며 발병률이 크게 증가하고 있다.

이러한 가속노화와 조기 암 발병의 원인은 무엇일까? 그 원인을 우리의 나쁜 생활 습관에서 찾아볼 수 있다. 최근 진료를 받은 46세 남성의 사례를 살펴보자. 그에게 평소 생활 습관과 스트레스 정도를 물었더니, 공무원인 그는 과중한 업무에 시달리며 야간근무가 잦았고, 운동할 시간이 부족했으며, 자세가 나빠 거북목, 라운드 숄더, 허리 통증에 시달리고 있었다. 올해 받은 대장 내시경 검사에서는 이미 대장암으로 발전할 가능성이 큰 선종이 여러 개 발견되었다. 이러한 그의 증상들을 분석해본 결과, 그는 50대 후반 정도의 체력과 건강을 지닌 것으로 파악되었다.

그렇다면 이러한 나쁜 습관들이 가속노화를 초래하고 암을 촉진시키는 기전은 무엇일까? 우리가 매일 무심코 결정하고 실행해온 습관들이 정말로 내 유전자를 바꾸는 것인지, 그 기전을 함께 알아보자.

유전자 스위치의 온오프

우리는 종종 "좋은 유전자를 물려받아서 감사하게도 건강하다"라거나 "나는 유전적으로 약한 편이야"라는 말을 주고받는다. 정말 부모님에게 받은 유전자가 내 건강을 결정하는 것일까? '본성 대 양육'은 인간의 특성이 유전적 요인인 본성(유전자)과 후천적 요인인 양육(환경) 중 어느 것에 더 큰 영향을 받는가에 대한 논쟁을 의미한다. 1990년대에는 본성이 40%를 차지하고, 후천적인 습관으로 개선할 수 있는 부분은 60%에 불과하다고 봤다. 하지만 생체 나이를 측정하는 최신 기술을 통해 살펴본 결과, 건강을 결정하는 데에 본성은 15~20%에 불과하고, 습관을 개선하여 건강 궤도를 크게 바꿀 수 있는 비중은 80~85%에 달한다고 한다. 즉, 질병의 원인은 조상 탓이 아니라 습관과 환경에 더 큰 영향을 받는다는 것이다.

그렇다면 건강한 습관이 내 미래를 바꾼다는 말을 어떻게 과학적으로 설명할 수 있을까? "이러한 습관을 매일 지키면 건강해질 수 있어요"라는 말은 누구나 할 수 있다. 하지만 어떠한 기전으로 건강한 습관이 우리의 미래를 바꾸는지 어떻게 설명할 수 있을까?

우리의 유전자는 뇌세포, 장세포, 뼈세포 등 체내 모든 세포에 염색체로 존재하지만, 각 세포마다 사용하는 DNA는 부분적이고 발현하는 패턴은 얼마든지 조절할 수 있다. 예를 들어, 모든 세포가 백과사전을 소지하고 있는데 필요한 부분만 사용하는 것과 같다. 마치 조명 스위치처럼 환경이나 생활 습관에 따라 특정 유전자가 활성화되거나 비활성화될 수 있다. 이러한 유전자가 켜지거나 꺼지도록 조절하는 과정을 연구하는 학문을 '후성後成유전학'이라고 한다.

'메틸Methyl'은 유전자의 스위치를 켜거나 끄는 역할을 해서, 우리 몸이 어떤 단백질을 만들지 조절하는 작은 조각이다. 그리고 메틸이 유전자에 결합하여 발현을 조절하는 과정을 '메틸화'라고 한다. DNA 메틸화는 우리의 일상에서 일어나는 거의 모든 활동에 미묘한 영향을 받는다. 지금 이 책을 읽고 있는 것, 그 전에 먹은 식사, 어젯밤의 수면의 질, 일주일 동안의 운동량 등은 모두 우리의 후성유전자를 변화시킨다. 메틸화가 유전자 발현에 영향을 미친다는 사실은 여러 요인에 의해 뒷받침되며, 환경과 생활 방식은 바로 이 메틸화를 통해 염색체와 직접적으로 상호 작용할 수 있다.

메틸화는 유전자 발현을 변화시켜 신체가 주변 환경에 적응하는 데 중요한 역할을 한다. 이러한 유전자 발현이 신체의 일부를 변화시킬 수 있기 때문에, 메틸화는 노화와 매우 밀접한 관계가 있다. 앞서 언급한 호바스 교수는 인간이 노화 과정을 겪으면서 시대별로 메틸이 결합되는 패턴을 분석한 연구를 진행했다.

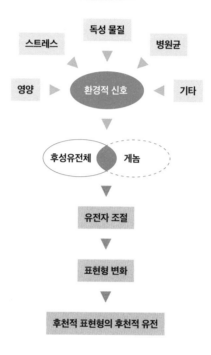

환경적 신호에 의한 유전자 변화

독성 물질

스트레스   병원균

영양 ▶ 환경적 신호 ◀ 기타

후성유전체   게놈

유전자 조절

표현형 변화

후천적 표현형의 후천적 유전

    이 분석은 지난 10년 동안 학계의 큰 관심을 받으며 그 규모가 확장되었다. 이제는 하버드대, 코넬대, 컬럼비아대, 듀크대, 예일대 등 여러 대학들이 협력하여 3만 명 이상의 데이터를 모은 바이오뱅크를 분석하고, 이를 바탕으로 생체 나이를 더욱 정밀하게 측정할 수 있는 4세대 생체 나이 검사OMICmAge가 2023년에 출시되었다. 정확도를 나타내는 통계학적 수치인 ICCIntraclass Correlation Coefficient는 1에 가까울수록 높은 완성도를 의미하는데,

4세대 검사의 ICC는 0.995로, 3세대 검사의 ICC 0.96과 비교할 때 현저히 뛰어난 성과를 보인다. 반면, 1세대 검사의 ICC는 0.4에 불과하여 기술 발전의 차이를 명확히 보여준다.

4세대 검사의 출시로 인해, 우리는 생체 나이를 더욱 정밀하게 측정하고 가속노화를 일으키는 요인들을 파악할 수 있게 되었다. 혈액 검사를 통해 생체 나이를 측정하는 것은 마술이 아니라, 현재 내 유전자에 붙어 있는 메틸 패턴을 기본값과 비교하여 실제 나이가 생체 나이보다 더 높은지 낮은지 알려주는 것이다.

옆의 그림처럼 영양, 스트레스, 독소, 병원체 등의 환경적 단서들이 후성유전에 영향을 미쳐 유전자를 조절하고, 그로 인해 표현형 변화가 일어나 현재의 건강 상태를 만들어낸다.[5] 이 말은 우리가 메틸화를 조절함으로써 노화의 진행과 질병을 관리할 수 있다는 뜻이다. 우리의 활동량, 운동, 수면 습관, 스트레스 수준, 식단과 영양, 음주와 흡연 모두 메틸화에 영향을 미친다.

젊음을 부르는 습관들

어떤 특정 습관이 사람을 젊게 만들어 준다는 것을 밝혀내는 것은 기존의 연구 방법으로는 어려운 일이다. 특정 습관이 수명에 미치는 영향을 오랜 시간에 걸쳐 추적해야 하고, 많은 참가자가 필요하며, 여러 교란 인자가 복합적으로 건강에 영향을 미치기 때문에 특성 요인을 냉확히 규명하기 힘들다. 하지만 후성유전학적 접근을 통해 이를 밝혀낼 수 있다.

2024년 미국 예일대학교에서 매우 흥미로운 연구 결과가 발표되었다. 연구팀은 건강에 도움이 되는 51가지의 습관과 치료 방법을 주장한 연구들을 분석하여, 후성유전학적으로 얼마나 의미 있는지를 살펴보았다. 후성유전학 검사를 통해 1세대부터 4세대까지 데이터를 동원하여 분석 능력을 평가한 결과, 고압산소치료 같은 값비싼 치료 방법을 제치고, 식습관과 운동 같은 건강한 습관과 약물 치료(예: 메트포르민, 라파마이신)가 노화를 늦추는 데 가장 효과적이라는 사실이 밝혀졌다. 메트포르민과 라파마이신 같은 약물 치료는 현재 장기 연구가 진행 중이며, 아직 이를 대다수 국민들에게 권장하기에는 시기상조이다. 또한 이 연구의 핵심은 값비싼 치료 방법들보다 식습관 관리와 운동 같은 건강한 습관이 훨씬 더 효과적이었다는 점이다.

2010년대 말, 후향적 연구들이 점차적으로 축적되면서 의료진과 학자들은 전향적 연구를 준비하기 시작했다. 이러한 식습관, 운동, 영양소에 관심을 가진 기관은 바로 미국 기능의학회였다. 2021년 미국 기능의학회는 건강 습관 개선을 통해 생체 나이를 젊게 되돌릴 수 있는지 확인하기 위한 무작위 대조군 임상시험을 진행했다.[6]

　　　　　　　　　　　　　천천히 나이 드는 법

치료군과 대조군 간의 생체 나이 변화 비교

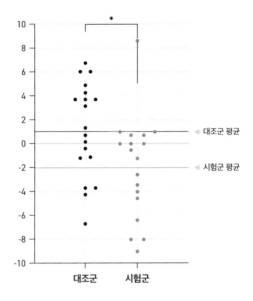

• 각 점은 피험자이고, 수직축은 8주 기간의 시작부터 끝까지 DNAmAge의 차이를 나타낸다. 치료군 참가자들은 평균 1.96년 더 젊어졌고, 대조군은 평균 1.27년 더 늙어졌다. 치료군의 연령 감소는 유의미한 추세를 보였지만(p=0.066), 대조군 자체의 연령 증가는 유의하지 않았다(p=0.153). 대조군과 치료군 간의 차이는 p=0.018 수준에서 유의했다. 긴 검은색 선과 파란색 선은 그룹 평균을 나타낸다.

이 연구는 50세에서 72세 사이에 있는 43명의 건강한 성인 남성 참가자들을 대상으로 진행되었으며, 8주 동안 식습관과 수면 개선, 운동 지도, 그리고 영양 보충제가 제공되었다. 프로그램 전후로 호바스 교수의 DNAmAge를 사용해 생체 나이의 변화를 측정했는데, 그 결과는 놀라웠다. 8주 동안 철저한 습관 개선을 받은 실험군은 8주 프로그램 시작 시점에 비해 평균

1.96년 더 젊어졌으며(p = 0.066), 대조군과 비교했을 때 3.23년 더 젊어졌다(p - 0.018).

8주간 트레이닝을 받은 참가자들에게 제공된 라이프 스타일 가이드는 다음과 같다.

식단: 균형 잡힌 단백질과 채소 중심의 식단, 메틸화에 필요한 요소들(엽산, 베타인, 비타민 A, 비타민 C, 커큐민, 루테올린, 로즈마린산, 에피갈로카테킨)이 포함된 식단, 절제된 탄수화물 섭취(과자와 사탕 같은 초가공식품은 금지), 저녁 7시부터 오전 7시까지 금식

운동: 하루 30분 이상 운동(최소 주 5회), 최대운동량의 60~80% 강도의 유산소 운동

명상: 하루에 20분씩 두 번의 명상 시간

수면: 최소한 7시간의 수면

영양제: 올가닉 채소, 과일, 씨앗, 허브, 플랜트 효소, 락토바실러스 플란타룸이 첨가된 영양제

비록 작은 규모의 연구였지만, 이 연구는 학계에 중요한 도

전이 되었다. 이러한 소규모 파일럿 무작위 대조군 임상시험은 더 수준 높은 연구들이 진행될 수 있는 발판을 마련해준다.

2024년 7월, 〈미국의학협회저널JAMA〉에 발표된 흥미로운 연구가 있다.[7] 이 연구는 노스캐롤라이나대와 컬럼비아대가 협력하여 진행한 것으로, 4,237명의 젊은 성인 참가자들을 대상으로 25년에 걸쳐 그들의 건강 습관이 신체 나이에 미친 영향을 분석했다. 1994년에 연구가 시작되었을 당시, 참가자들은 중고등학생이었으며, 2021년부터 2024년까지 혈액 검사를 통해 신체 나이를 측정했다.

이 연구 결과 낮은 운동량, 비만, 흡연, 낮은 교육 수준, 저소득 상태가 가속노화와 관련 있다는 사실이 밝혀졌다. 직접적으로 식습관을 관찰하지 않았지만, 높은 체중과 비만이 이를 간접적으로 나타냈다. 이 연구는 특히 젊은 성인을 대상으로 가속노화와 습관의 연관성을 연구한 최초의 연구였으며, 이처럼 큰 규모의 연구는 그동안 찾아보기 힘들었다.

건강한 습관이 가속노화를 늦추고, 반대로 나쁜 습관이 가속노화를 촉진시킨다는 연구들이 발표되면서 장수에 대한 관심이 높아지고 있다. 이러한 연구들은 건강한 삶을 위한 다양한 방법을 뒷받침하며, 각 분야의 전문가들은 의학적 지식과 연구 결과를 바탕으로 한 건강 습관들을 제시하고 있다.

앞으로 우리는 건강한 습관들이 어떻게 노화를 예방하고, 삶의 질을 향상시키는지에 대해 다룰 것이다. 또한 이러한 습관을 실천할 수 있는 간단한 방법들도 함께 살펴볼 것이다.

뇌부터 혈액까지 11가지 기관의 건강을 체크하다

앞서 알아본 1~4세대 후성유전학 검사들에는 큰 허점이 있다. 아무리 생체 나이를 측정하고, 노화가 얼마나 빨리 또는 천천히 진행되는지 알아본다고 해도, 그것만으로 어떤 행동을 취하기에는 너무 광범위한 결과이기 때문이다. 조금 더 세분화된 검사 결과가 있다면, 환자가 부족한 부분을 정확히 파악하여 추가 검사를 하거나 습관을 개선하는 데 도움이 될 수 있다.

물론 정통 의학에서는 이미 이렇게 세분화하여 진료를 하고 있다. 예를 들어 한 환자에 대해 의사가 이렇게 이야기한다고 가정해 보자.

"58세 남성, 기저질환으로는 당뇨, 관상동맥질환, 우울증이 있으며, 속이 불편해서 내원했습니다."

이렇게 들으면, 의사는 환자의 상태를 어느 정도 파악할 수 있다.

(1) 중년기 남성의 질환, (2) 당뇨가 제대로 관리되지 않아서

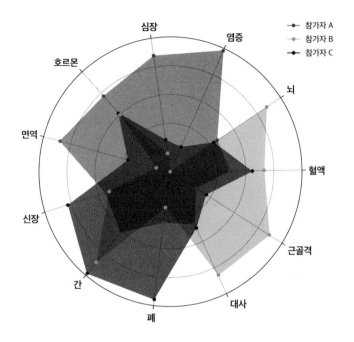

개인에 따른 기간별 건강 상태

참가자 A
참가자 B
참가자 C

심장
염증
호르몬
뇌
면역
혈액
신장
근골격
간
대사
폐

심혈관 질환까지 발생했고, 항혈소판제를 복용 중일 가능성이 있으며, (3) 우울증으로 인해 스트레스가 많아 속이 불편할 것이다.

이러한 방식으로 환자를 후성유전학으로 평가하여 환자의 전반적인 생체 나이와 노화 속도뿐만 아니라 어느 기관들의 취약함 때문에 그러한지 알 수 있다면 환자에게 더욱 효과적인 진료 계획이 나올 수 있다는 말이다.

예일대 의과대학에서는 2024년 6월, 신체 기관별 노화를 측정할 수 있는 검사인 심포니에이지SYMPHONYAge를 출시했다. 심포니에이지는 신체의 여러 기관들이 소화를 이루어 건강을 이룬다는 뜻을 담고 있다. 이 검사는 11가지 신체 기관을 나누어 평가하는데, 그 항목은 (1) 뇌, (2) 심장, (3) 폐, (4) 간, (5) 신장, (6) 근육, (7) 면역, (8) 염증, (9) 대사, (10) 호르몬, (11) 혈액이다.

생체 나이가 동일한 세 명의 참가자를 분석해보면, 앞의 그래프처럼 각각 다른 성향을 띠는 것을 알 수 있다. 세 참가자 모두 생체 나이가 건강한 편이었지만, 그들의 건강 상태는 각기 달랐다. 참가자 B는 두뇌, 근육, 대사, 간 건강은 좋았지만 폐 건강은 뒤처졌다. 반면에 참가자 C는 근육, 심장, 면역력, 염증 상태가 좋지 않았다.

이러한 검사를 통해 우리는 각자 자신의 건강 상태를 구체적으로 파악하고, 건강을 증진시키기 위해 무엇을 해야 하는지를 더욱 정확하게 알 수 있게 되었다.

천천히 나이 드는 법

2장

병 없이 오래 사는 사람들

: 만성 염증부터 잡아라

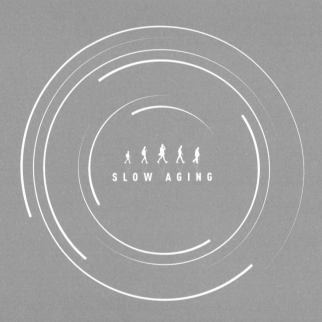

SLOW AGING

가속노화의 8가지 원인

최근 내원한 72세 남성 환자는 178cm의 장신이었다. 그는 학창 시절 핸드볼 선수로 활동했으며, 검도 2단 유단자로 지금도 일주일에 두 번씩 수영을 하고 있었다. 또렷한 눈빛과 바른 자세가 인상적이었으며, 그 연세에도 여전히 공인회계사로 일하고 있었다.

반면에 연이어 내원한 다른 환자들은 나이가 비슷하거나 더 젊었음에도 건강 상태가 좋지 않았다. 예를 들어, 체질량지수BMI가 31.6kg/m²로 비만 상태인 60대 여성, 근육이 부족한 상태에서 어깨를 잘못 사용해 부상을 입은 70대 남성, 그리고 평소 술과 담배를 자주 하는 60대 후반 남성 환자가 있었다. 이들에게 규칙적인 운동과 식단 관리, 금주와 금연을 매번 강조하지만 건강을 해치는 습관이 오랜 시간 자리 잡은 탓에 이를 바꾸는 일은 쉽지 않다.

우리의 건강을 해치고 가속노화를 부르는 습관들은 누구나 쉽게 떠올릴 수 있다. 대표적으로 술과 담배가 있으며, 나쁜 식습관, 운동 부족, 수면 부족도 중요한 요인으로 꼽힌다. 지금까지 의학은 특정 개인이 아닌, 광범위한 인구 연구 데이터를 바탕으로 통계적 분석을 진행해왔는데 이에 따르면 흡연은 조기 사망률을 200% 증가시키며, 과음은 20~50%, 운동 부족은 20~30%, 비만은 50~80%, 건강하지 못한 식단은 20~50% 증가시킨다고 한다.[1]

그렇다면 후성유전학적 관점에서는 어떠할까? 후성유전학 검사 중에서도 2세대 검사가 사망률과 질병 발생 위험을 예측하는 데 가장 적합한 것으로 알려져 있다. 이를 활용해 3만 4,710명의 유럽인을 대상으로 이들의 19가지 생활 습관을 분석한 끝에 가속노화를 유발하는 8가지 주요 요인이 밝혀졌다.[2]

1. 흡연
2. 과한 음주
3. 큰 허리둘레 치수
4. 높은 체지방
5. 높은 염증 수치
6. 높은 중성지방

7. 청소년기 비만

8. 당뇨

흡연과 음주가 가속노화 요인 중 1, 2위를 차지한다는 것은 어느 정도 예상한 결과이다. 가속노화의 주요 증상 중 하나가 암 발생이라는 점을 고려하면, 흡연과 음주가 노화와 암을 촉진하는 대표적인 나쁜 습관이라는 것은 당연하다. 만약 현재 흡연을 하거나 권장량을 초과하는 음주를 하고 있다면, 이를 줄이기 위한 노력이 필요할 것이다.

3위인 허리둘레, 4위 체지방, 6위 중성지방, 7위 청소년기 비만, 8위 당뇨는 모두 과식 및 운동 부족과 관련이 있다. 이러한 요인들이 가속노화를 유발한다는 점 역시 충분히 예상할 수 있다.

그렇다면 5위로 나타난 '높은 염증 수치'는 무엇을 의미할까? 또한 6위에 흔히 '나쁜 콜레스테롤'이라고 불리는 LDL 콜레스테롤이 아닌 중성지방이 포함된 이유는 무엇일까? 흥미로운 점은, 본 연구에서 후성유전학 연구진이 중성지방뿐만 아니라 LDL 콜레스테롤도 함께 분석했음에도 불구하고, LDL 콜레스테롤은 통계적으로 유의미한 결과를 보이지 않았다는 것이다. 오히려 중성지방이 가속노화와 질병 발생에 더 큰 영향을 미치는 것으로 나타났다.

모두 만성 염증 탓이다

가속노화를 유발하는 1번부터 8번까지의 요인을 하나로 연결하는 공통적인 질병이 있다. 바로 '염증성 노화Inflammaging'이다.

염증성 노화란 무엇일까? 이를 이해하기 위해 장작불을 피우는 상황을 가정해 보자. 불은 잘 통제되면 열과 빛을 제공하며 제 역할을 다한다. 이는 우리 몸의 '급성 염증'과 유사하다. 급성 염증은 감염과 싸우고, 상처를 치유하며, 위험 요소에 반응하는 우리 몸의 자연 방어 메커니즘이다. 그러나 불이 완전히 꺼지지 않고 계속 미약하게 타오른다면 어떻게 될까? 시간이 지나면서 발생하는 연기가 공기를 오염시키는 등 주변 환경에 점점 더 큰 피해를 준다. 이것이 바로 '염증성 노화'이다. 이는 면역 반응이 완전히 꺼지지 않은 채 미세하게 지속되면서 신체 곳곳에 손상을 일으키는 상태를 의미한다.

'염증Inflammation'과 '노화Aging'의 합성어인 '염증성 노화'는 몸속에서 만성적이고 저강도의 염증이 지속적으로 쌓여 노화를 촉진시킨다는 뜻이다. 이러한 염증성 노화의 개념은 25년 전, 클라우디오 프란체스키Claudio Franceschi 교수가 노화가 면역 체계에 미치는 영향을 설명하며 처음 제시했다.

만성 염증은 생물학적 노화를 미묘하게 가속화하며, 다양한 노화 관련 질병으로 이어진다. 초기에는 감지하기 어려울 정도로 미미하지만, 장기적으로 세포와 조직에 손상을 주어 신체를 서서히 쇠약하게 만든다. 이처럼 염증성 노화가 우리 몸에 어떠한 영향을 미치는지 몇 가지 핵심 요인을 살펴보자.

먼저, 신체의 회복 시스템을 무너뜨린다. 만성 염증은 면역 체계의 보호 기능을 저하시켜 정상적인 치유 과정을 방해하고, 세포와 조직을 지속적으로 스트레스 상태에 놓이게 만든다. 시간이 지나면서 이러한 손상이 누적되면 신체가 회복하거나 새로운 위협에 대응하는 능력이 점차 약해지고, 결국 면역 체계는 '과로' 상태에 빠지게 된다. 평소 잘 쉬지 못하는 근로자가 점점 비효율적으로 변하는 것처럼, 과부하가 걸린 면역 체계도 기능이 저하되어 감염 방어력이 약해지고 자가면역 질환의 위험이 커진다.

또한 만성 염증은 유전자 발현에 악영향을 미쳐 노화를 촉진시킨다. 염증이 오랜 시간 지속되면 면역 세포에서 염증 분자가 지속적으로 생성되고, 이 분자들이 온몸으로 번져 신체 곳곳에서 DNA 메틸화 패턴을 망가뜨린다. 또한 DNA의 메틸화를 조절하는 효소에 악영향을 주어 세포를 보다 노화된 상태로 몰아넣을 수도 있다.

이처럼 작지만 지속적인 염증이 세포를 끊임없이 스트레스 상태로 몰아넣고, 결국 시간이 지나면서 노화를 가속화한다. 나아가 세포 수준에서 시작된 만성 염증은 점차 기관별 질환으로 이어진다.

만성 염증이 신체 각 기관에 미치는 악영향에 대해 함께 살펴보기.

인지 기능 저하: 만성 염증은 뇌세포를 손상시키고 세포 간 소통을 방해하며, 이는 인지 기능 저하와 알츠하이머병, 파킨슨병 등의 신경퇴행성 질환 위험을 높인다. 또한 염증성 물질은 뇌혈관 장벽을 약화시켜 유해 물질이 뇌로 침투하게 하여 추가적인 손상을 일으킨다.

심혈관 손상: 만성 염증은 혈관 염증과 경직을 일으켜 심혈관 질환 위험을 높인다. 염증은 동맥벽에 플라크*를 축적시켜 동맥경화를 촉진하며, 이는 심장마비나 뇌졸중으로 이어질 수 있다.

대사 장애: 만성 염증은 당뇨의 근본적 문제인 인슐린 저항성을 촉진시켜 제2형 당뇨병과 비만의 위험을 증가시킨다. 특히 복부 지방은 염증성 물질을 방출해 대사 장애의 악순환을 일으킨다.

뼈와 근육 약화: 만성 염증은 골밀도와 근육량 감소를 가속화하여

---

* 플라크plaque는 혈관 안쪽 벽에 지방, 콜레스테롤, 칼슘, 죽은 세포, 염증 세포 등이 쌓여 형성된 침전물을 뜻한다.

천천히 나이 드는 법

골다공증과 근감소증 위험을 높인다. 이는 골절과 허약, 이동성 저하를 초래하며 노년기 삶의 질에 큰 영향을 미친다.

암 위험 증가: 만성 염증은 암세포 성장에 유리한 환경을 만든다. 염증은 유전자 돌연변이를 촉진하고 암세포가 면역 체계를 회피하도록 돕는다. 또한 혈관 생성을 촉진해 종양 성장에 필요한 영양을 공급한다.

만성 염증은 왜 생기는가?

그렇다면 이러한 만성 염증은 왜 생기는 것일까? 그 원인은 여러 가지가 있다. 나쁜 식습관, 스트레스, 운동 부족, 독성 물질에 노출, 감염 등 일상에서 누적되는 여러 요인이 만성 염증을 유발한다. 특히 나쁜 식습관은 만성 염증을 촉진하는 주요 원인으로, 시간이 지남에 따라 점점 악순환을 일으킨다. 우리 몸은 우리가 섭취하는 음식을 연료로 사용하는데, 이 연료가 '오염된' 것이라면 어떻게 되겠는가.

좋지 않은 음식을 먹은 후 발생하는 과도한 염증은 포만감을 해결하지 못하고 오히려 배고픔을 더 유발한다. 또한 몇 시간이 지나도 중성지방과 혈당은 떨어지지 않으며, 산화 스트레스와

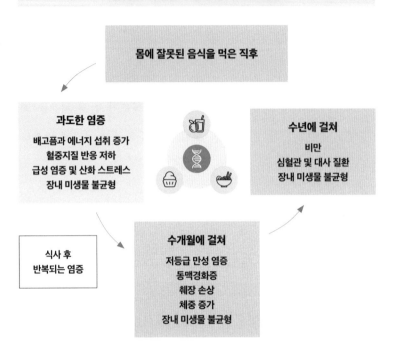

잘못된 식습관이 염증에 미치는 영향

몸에 잘못된 음식을 먹은 직후

과도한 염증

배고픔과 에너지 섭취 증가
혈중지질 반응 저하
급성 염증 및 산화 스트레스
장내 미생물 불균형

**식사 후
반복되는 염증**

수개월에 걸쳐

저등급 만성 염증
동맥경화증
췌장 손상
체중 증가
장내 미생물 불균형

수년에 걸쳐

비만
심혈관 및 대사 질환
장내 미생물 불균형

· 출처: 조이Zoe의 대사 반응 데이터

장내 미생물 불균형을 초래한다. 이러한 상태가 몇 달 동안 반복될 경우 만성 염증이 시작되는 것이다. 이를 인지하지 못하고 방치해 놓으면 비만은 물론, 심혈관 질환과 당뇨가 생기고, 장내 미생물 불균형으로 인해 과민성 대장 증후군 증상들이 나타난다.

병과 노화의 주범 1
혈당 스파이크를 피하라

그렇다면 이러한 만성 염증을 유발하는 음식에는 무엇이 있을까? 가장 먼저 정제 탄수화물과 당이 많이 합류된 음식을 꼽을 수 있다.

우리 몸은 음식을 섭취한 후 에너지를 흡수하고 사용하는 과정에서 혈당과 중성지방 수치가 상승한다. 이는 자연스러운 대사 과정이지만, 그 상승폭이 과도하거나 반복될 경우 염증 반응을 유발하고, 이것이 지속되면 노화를 가속화하는 주요 원인인 만성 염증을 촉진한다. 특히 식후 급격한 혈당 상승은 여러 대사 경로를 교란시켜 전신 염증을 유발한다.

정제 탄수화물이나 단순당을 피해야 한다는 인식은 대부분 지니고 있을 것이다. 하지만 실제 일상생활에서 이를 관리하는 데에 어려움을 겪는 분들을 자주 접한다. 예를 들어, 병원에서 한 어르신 환자를 위해 새로 들어온 간병인 분께 식단을 어떻게 해드리는지 여쭤봤더니, 당연히 국수나 과자, 빵 같은 밀가루 음식은 식단에 넣지 않으며, 밥은 잡곡밥으로 드린다고 했다. 하지만 문제는 아침에 갈아드리는 야채·과일 주스였다. 야채와 과일을 갈아서 마시는 것이 건강하다는 선입견이 있지만 사실은 그렇지 않다. 채소를 갈면 천천히 씹으면서 느껴야 하는 숨어 있는 단맛이 착즙기의 칼날에 모두 노출되어 당 함유율을 높이 치솟게 만들고, 이는 우리 몸속 혈당 수치를 급격히 오르게 한다. 이처럼 식후 혈당이 급격히 상승하는 현상을 흔히 '혈당 스파이크'라고 부른다. 주위에 당뇨 환자가 있다면 한 번쯤은 들어봤을 것이다. 이 혈당 스파이크는 특히 정제된 탄수화물이나 설탕이 많이 함유된 음식을 섭취했을 때 주로 나타나는데, 밀가루 음식, 설탕이 첨가된 음료, 과자 등이 대표적이다.

정상적인 경우에는 췌장에서 분비된 인슐린이 혈당을 세포로 흡수시켜 혈당 수치를 안정적으로 유지한다. 그러나 혈당 스파이크가 반복되면 체내에서 다음과 같은 부정적인 기전이 작동한다.

활성산소 증가: 급격히 상승한 혈당은 세포 내 에너지를 생산하는 핵심 기관인 미토콘드리아의 과부하를 유도한다. 이 과정에서 활성산소ROS가 과도하게 생성되며, 이는 세포와 조직에 손상을 입힌다. 이러한 산화 스트레스는 혈관 내벽의 세포를 공격하고, 염증성 사이토카인(IL-6, TNF-α 등)의 분비를 촉진한다.

최종당화산물 생성: 최종당화산물AGEs이란 혈중 포도당이 혈중 단백질, 콜레스테롤, 콜라겐 등과 결합해 생성된 물질로, 이는 분해가 잘 되지 않아 혈관벽, 췌장 등 조직에 붙어 만성 염증을 유

발한다. 최종당화산물은 꼭 음식을 통해서 들어오는 것은 아니며, 우리 몸에서 만들어지기도 한다. 고혈당 상태가 지속되면 포도당이 체내 단백질과 결합해 최종당화산물을 형성한다. 비중을 따지자면 음식을 통해서 들어오는 비중과 체내에서 만들어지는 것이 각각 50% 정도 된다.

이러한 최종당화산물은 염증 반응을 유발하며, 조직의 구조적 탄력성을 감소시키고 기능을 저하시킨다. 특히 혈관 내피세포에 손상을 입혀 동맥경화와 같은 심혈관 질환의 발병을 촉진시킨다.

면역 체계의 과활성화: 혈당 스파이크는 면역 세포를 활성화시켜 대식세포와 같은 선천적 면역세포가 염증성 신호를 지속적으로 보내도록 자극한다. 이는 초기에는 감염 방어에 유익할 수 있으나, 만성적으로 반복될 경우 전신적인 염증 반응으로 이어지며 조직 손상을 유발한다.

이러한 혈당 스파이크는 단순히 일시적인 대사 현상으로 끝나는 것이 아니라, 반복적으로 발생하며 만성 염증 상태를 고착화시킨다. 결과적으로 심혈관 건강, 인슐린 민감성, 그리고 세포의 수명과 밀접하게 연결된 텔로미어의 길이에까지 악영향을 미친다.

병과 노화의 주범 2
고지방 음식을 먹을 때 일어나는 일

　탄수화물이 혈당 상승을 주도한다면, 지방은 식사 후 중성지방 농도의 상승에 중요한 역할을 한다. 정상적인 지방의 대사 과정을 살펴보면, 식사를 하고 4~5시간 후에 중성지방 농도가 가장 높아지며, 6~8시간 후에는 정상 범위로 돌아간다. 하지만 지방의 대사 과정이 망가진 환자의 혈액을 검사하면 8시간이 지나도 지속적으로 중성지방 수치가 상승되어 있는 것을 볼 수 있다. 이렇게 지속적으로 높은 중성지방은 체내에 만성 염증을 일으킨다. 다음은 중성지방의 농도가 급격히 상승할 때 발생하는 부작용들이다.

킬로미크론 잔여물의 축적: 킬로미크론은 섭취한 지방을 체내 조직으로 운반하는 지질 단백질 복합체이다. 킬로미크론은 혈액 내에서 지방분해효소LPL에 의해 중성지방을 공급한 뒤, 콜레스테롤이 상대적으로 많은 '킬로미크론 잔여물'로 전환된다. 이 잔여물은 아포지단백 E를 매개로 간세포에 흡수되어 제거된다. 그러나 유전적 이상이나 간 기능 저하가 있을 경우, 이러한 잔여물이 혈액 내에 축적될 수 있으며, 이는 염증 반응과 혈관 내피 손상을 유발할 수 있다. 이러한 손상이 반복되면 동맥경화 등 심혈관 질환의 위험이 증가할 수 있다.

지질 독성[*]: 중성지방이 세포 내에 과도하게 축적되면, 세포막의 안정성이 손상된다. 세포는 이로 인해 스트레스를 받으며, 세포 사멸(세포 죽음)이나 자가포식(세포 스스로를 분해하는 과정)이 일어난다. 이러한 과정은 염증 반응을 더욱 악화시킨다. 특히 간과 근육 조직에서 중성지방이 축적되면 비알콜성 지방간 질환과 인슐린 저항성이 촉진된다.

염증성 대식세포 활성화: 중성지방 혈중 농도가 높으면, 몸의 면역 세포인 대식세포가 민감하게 반응한다. 이 대식세포는 원래 몸을 지키는 역할을 하지만, 중성지방이 많을 때는 지속적으로 활성화되면서 '경고 신호'처럼 작용하는 염증 물질(사이토카인)을 내보낸다. 특히 이 염증 반응은 혈관 벽에도 영향을 주어, 지방과 콜레스테롤이 혈관 안에 쌓이기 쉽게 만들고, 시간이 지나면 동맥경화로 발전할 수 있다. 결국 이렇게 좁아진 혈관은 심장병이나 뇌졸중 같은 심혈관 질환의 위험을 높이게 되는 것이다.

• 지질 독성이란 우리 몸의 장기 중에 지방이 없어야 하는 장기에 지방이 축적되며 생기는 독성을 말한다.

식사 후 염증 수치가 증가하는 것은 식후 혈당보다 혈액 속에 지방 성분, 즉 콜레스테롤이나 중성지방이 비정상적으로 높거나 낮은 상태를 의미하는 식후 지질혈증의 변화와 더 깊은 연관이 있다. 식사 후 염증 수치를 검사한 가장 대규모 연구는 영국 킹스칼리지런던과 하버드대, 스탠퍼드대에서 진행한 연구이다.[3] 본 연구에서는 전통적으로 측정된 염증 매개체인 IL-6와 CRP뿐만 아니라, 식후 지질혈증 반응과 새로운 바이오마커인 GlycA를 사용하여 식후 염증 반응을 관찰했다. 연구 결과, 식후 염증 수치(GlycA와 IL-6)는 건강한 성인 참가자들 사이에서도 개인 간 차이가 컸는데, 식후 지질혈증이 식후 혈당보다 염증 수치를 높이는 더 강력한 결정 요인으로 나타났다.

이 연구에 의하면, 같은 고지방 음식을 섭취한 건강한 성인 참가자들 사이에서도 중성지방을 해소하는 시간이 달랐다. 표준화된 식사에서 매우 높은 지방을 섭취하더라도 일부 참가자는 명백한 대사 스트레스 없이 정상적인 시간 내에 혈액 속 모든 중성지방을 제거할 수 있었다. 반면에 다른 참가자들은 6시간이 지나도 여전히 상당한 지질혈증을 경험했으며, 그 후 동맥경화성 지단백질로 리모델링되는 현상이 관찰되었다. 다시 말해, 얼마나 지방을 덜 섭취하는 것이 문제가 아니라 우리 몸이 섭취한 지방을 얼마나 소화시키고 분해하는 능력이 건강한지가 관건인 것이다.

흥미로운 점은 연구진은 지방을 대사시키는 능력이 장내 미생물 환경에 달렸다는 점을 밝혀냈다. '좋은' 미생물은 유익한 식후 지단백질 프로필과 관련이 있는 반면, '나쁜' 미생물은 불리한 동맥경화성 지단백질 프로필과 연관이 있었다. 이와 관련해서는 다음 장에서 식후에 나타나는 과도한 염증이 장내 미생물을 어떻게 변화시키는지 살펴보겠다.

지방세포가 커질수록 전염증성 인자들을 더 많이 만들어내는 악순환이 일어난다. 건강한 지방세포는 인슐린 저항성도 없고, 항염증 지방호르몬을 분비하는 모습을 보여준다. 그러나 과도한 영양 섭취와 염증을 유발하는 식사가 계속되면, 지방세포는 TNF-α, IL-6, IL-8과 같은 전염증성 인자와 호르몬을 생성하게 된다. 이로 인해 악순환이 일어나며, 지방세포는 대식세포를 끌어들이고, 결국 염증을 악화시킨다.

이러한 흐름을 이해하면, 젊고 건강할 때부터 바람직한 식사를 해야 한다는 사실을 깨닫게 될 것이다. 문제가 심각해져 증상이 나타나자 치료를 시작하는 것보다는, 지방세포가 건강하고 적을 때 식후 과도 염증을 가장 쉽게 관리할 수 있음을 인지하는 것이 중요하다.

지방 섭취를 끊어야 할까?

앞서 살펴본 내용에 따르면, 식후 중성지방이 만성 염증을 초래하므로 지방을 최대한 적게 먹어야 한다고 생각할 수 있다. 그러나 전문가들은 이를 간단한 흑백 논리로 보기 않는다. 모든 지방이 문제가 아니라 주로 '포화지방' 섭취가 문제인 것이다.

포화지방은 동물성 지방과 일부 식물성 지방에서 발견되는 지방의 한 형태로, 모든 탄소가 수소로 완전히 포화된 구조를 갖고 있다. 이로 인해 실온에서 고체 상태를 유지한다. 고도한 포화지방 섭취는 LDL 콜레스테롤 수치를 증가시켜 심혈관 질환의 위험을 높일 수 있지만, 적당한 섭취는 에너지 공급과 세포막 형성에 필요하다. 포화지방의 주요 식품은 다음과 같다.

동물성 식품
육류 : 소고기, 돼지고기, 양고기, 닭고기의 껍질 부분
유제품 : 버터, 치즈, 크림, 전지우유*
가공육 : 소시지, 베이컨, 햄

식물성 식품(포화지방이 많은 예외적인 경우)
코코넛 오일 : 약 80~90%가 포화지방
팜유 : 특히 팜 커널 오일
코코넛 밀크 및 크림

• 생우유에서 지방을 분리하지 않은 우유를 뜻한다.

가공식품

베이킹 제품 : 쿠키, 케이크, 파이 등

패스트푸드 : 튀긴 음식, 피자, 햄버거

환자들을 진료하다 보면 포화지방을 줄이기 위해 육류 섭취를 줄이면서도 건강에 더 좋지 않은 가공식품과 가공육 섭취는 줄이지 않는 것을 흔히 접하는데, 이는 바람직한 식습관이 아니다.

불포화지방은 건강에 좋은 지방으로 알려져 있으며, 주로 생선과 식물성 기름에 많이 포함되어 있다. 불포화지방은 단일불포화지방과 다중불포화지방으로 나뉘는데, 단일불포화지방은 이중결합이 하나만 있는 지방으로, 심혈관 건강에 유익하며 LDL 콜레스테롤을 낮추고 HDL 콜레스테롤을 유지하는 데 도움을 준다. 주요 식품으로는 올리브 오일(특히 엑스트라 버진 올리브 오일), 아보카도, 견과류, 씨앗류가 있다.

다중불포화지방은 이중결합이 두 개 이상인 구조를 가지며, 체내에서 필수 지방산으로 작용하는 오메가-3와 오메가-6 지방산으로 나뉜다. 대표적인 예로 연어, 고등어, 참치, 정어리, 호두, 치아씨, 햄프씨, 해조류 등이 있다. 다만 트랜스지방이 함유된 마가린과 튀김류는 불포화지방이라 할지라도 건강에 좋지 않다.

트랜스지방은 왜 좋지 않은 것일까? 위험도를 비교하자면,

트랜스지방은 건강에 가장 해로운 형태로 간주된다. 트랜스지방은 체내에서 분해기 어려워 만성 질환의 주요 원인으로 작용한다. 자연적으로는 소량으로 존재하지만(우유, 치즈에서 소량 발견), 대부분은 인위적인 가공 과정에서 생성된다. 포화지방은 하루 총 칼로리의 10% 이하로 제한하되, 트랜스지방은 가능한 한 0% 섭취를 권장하며, 세계보건기구는 전 세계에서 트랜스지방을 제거할 것을 권고한다.

식후 혈당과 중성지방이 만났을 때

혈당과 중성지방의 급격한 상승은 단독으로도 염증을 유발하지만, 이 두 가지가 동시에 발생할 경우 상호작용을 통해 염증 반응을 더욱 강화한다. 고혈당 상태에서는 인슐린 저항성이 증가하며, 이는 중성지방 대사를 방해하여 혈액 내 중성지방 농도를 높이는 악순환을 만든다. 반대로, 중성지방 농도가 높을수록 인슐린 분비와 작용이 방해를 받아 혈당 조절이 더욱 어려워진다.

결과적으로, 이러한 대사적 불균형은 만성 염증의 폭발적인 확산을 유발하며, 심혈 관계와 대사계 건강에 장기적인 손상을 입힌다. 이는 세포 수준에서 산화 스트레스, 염증 신호, 그리고 조직의 구조적 변화를 통해 구체화되며, 노화를 가속화하고 여러 질병으로 이어질 수 있다.[4] 또한 이러한 반복적인 염증 반응은 면역 시스템의 균형을 깨뜨려 감염과 질병에 대한 취약성을 증가시킨다.

더 나아가 산화 스트레스와 염증성 물질의 축적은 세포의 텔로미어를 단축시키고 세포 노화를 촉진하며, 이는 피부의 주름, 근육 손실, 뇌 기능 저하와 같은 다양한 노화의 징후로 나타난다. 결국, 식사 후 혈당과 중성지방의 변동은 단순히 일시적인 현상이 아니라, 시간이 지남에 따라 신체 노화를 가속화하고 삶의 질을 낮추는 중요한 원인으로 작용한다.

병과 노화의 주범 3
초가공식품 늪에서 나오기

2010년 미국에서 9,300여 명을 설문 조사한 결과, 놀랍게도 평균적으로 사람들이 섭취하는 칼로리의 57.9%가 초가공식품에서 나온다고 밝혔다.[5] 이러한 초가공식품은 만성 염증을 유발하는 대표적인 식품이다.

많은 사람들이 초가공식품에 대해 잘못 생각하고 있는 것을 자주 접한다. 진료를 위해 찾아온 환자들에게 초가공식품을 얼마나 자주 섭취하는지 물으면 대부분 "초가공식품은 잘 안 먹죠"라고 대답한다. 그러나 이야기를 나누다 보면, 자주 과자를 먹거나 종종 즉석 밥으로 식사를 하는 경우를 발견할 수 있다.

이처럼 초가공식품은 우리가 잘 인지하지 못할 뿐 우리 일상에 깊숙이 자리 잡고 있다.

식품은 가공 수준에 따라 크게 자연식품, 가공식품, 초가공식품 등 세 가지로 구분된다. '자연식품'은 가공을 거치지 않았거나 최소한의 가공만 거친 식품을 말한다. 예를 들어, 과일과 야채, 가공을 거치지 않은 곡물, 생선, 소고기, 돼지고기 등이 있다.

'가공식품'은 식품의 원료인 농산물이나 축산물, 수산물의 특성을 살려 맛과 편리성을 높이고 저장성을 개선한 식품을 의미한다. 과거부터 우리는 생선에 소금을 첨가해 신선도를 유지했고, 포도를 밟아 와인을 만들었다. 통조림 식품, 신선한 빵, 과일주스, 치즈, 미리 잘라져 판매되는 야채가 여기에 포함된다. 가공은 나쁜 것만은 아니다. 하지만 지나친 가공이 산업적으로 진행될 때 문제가 발생한다.

마지막으로 '초가공식품'은 본래 상태를 알아볼 수 없을 정도로 여러 번 변형된 식품으로, 많은 경우 음식의 추출물만을 이용한다. 대표적인 예로 감자칩이 있다. 가공된 감자칩은 실제로 감자를 얇게 썰어 튀기고 소금을 첨가한 것이다. 반면에 초가공된 감자칩은 감자에서 전분을 추출해 슬러리라는 액체를 만들고, 여기에 다양한 화학첨가물을 추가한 후, 감자칩 모양의 틀에 맞게 재구성한 것이다. 우리가 흔히 아침 식사로 먹는 시리얼도 같은 방식으로 생산된다. 치킨너겟이나 핫도그의 소시지처럼 육류를 재구성한 가공육도 주변에서 흔히 찾아볼 수 있다.

우리가 몰랐던 초가공식품들

한국 전통 음식 중에도 건강한 식품일 것이라는 우리의 생각과 달리, 초가공식품으로 분류될 수 있는 것들이 많다. 다음은 우리가 미처 인지하지 못했던 초가공식품들이다.

어묵: 어묵은 생선살을 갈아 밀가루, 전분, 설탕, 소금, 화학 첨가물(방부제, 색소, MSG 등)을 섞은 뒤 튀기거나 쪄서 만든다. 전통 방식으로 만든 어묵과 달리, 대량 생산되는 어묵은 원재료 함량이 낮고 인공첨가물이 다수 포함된 경우가 많다.

떡: 떡은 쌀이 주재료라고 생각하기 쉽지만, 대량 생산되는 떡은 쌀 함량이 낮고 전분, 방부제, 식품 첨가물이 포함된다.

분말 고추장, 간장, 된장: 공장에서 생산되는 고추장, 간장, 된장 제품에는 보존료, 감미료(액상 과당), 색소, 그리고 염분이 과도하게 포함된 경우가 많다. 특히 분말 형태의 제품은 발효 성분이 거의 없고 인공 첨가물로 맛을 낸 경우가 많다.

컵밥과 즉석 밥: 편리성이 좋은 컵밥과 즉석 밥에는 종종 음식 촉

진제나 방부제가 포함되어 있다. 컵밥은 여기에 인공 소스와 나트륨이 많이 포함되어 있다.

즉석 국과 찌개: 편의점이나 마트에서 판매되는 즉석 국과 찌개에는 방부제, MSG, 조미료가 포함된 경우가 많다. 특히 사골국이나 미역국은 원재료보다는 인공 조미료와 농축액으로 맛을 내는 경우가 흔하다.

편의점 도시락: 편의점 도시락은 이미 조리된 재료와 여러 가지 첨가물로 맛을 낸 경우가 많다. 주로 인공 감미료, 방부제, 과도한 나트륨이 포함된다.

조미김: 조미김은 김 자체보다 가공 과정에서 사용하는 기름과 소금, 설탕이 문제가 된다. 대량 생산되는 조미김은 저품질의 식용유(대두유나 팜유)와 방부제, 인공 향료가 첨가될 가능성이 높다.

캔 음료(식혜, 수정과 등): 대량 생산되는 전통 음료 제품은 보존료, 감미료(액상 과당), 인공 향료가 첨가된 경우가 많다. 설탕 함량도 높은 편이다.

앞에 언급한 어묵, 김, 즉석 밥, 즉석 국과 찌개 등은 필요할 때 바로 데워 먹거나 간단히 조리할 수 있어 시간을 절약할 수 있다. 또한 대량 생산으로 인해 가격이 비교적 저렴하고, 맛도 향신료와 감미료 등을 사용해 자극적이라서 소비자들의 입맛을 돋운다. 이는 초가공식품이 현대인의 밥상을 차지하게 된 이유이다.

그렇다면 초가공식품은 우리 몸에 어떠한 해로운 영향을 미칠까? 최근 연구들은 초가공식품의 섭취가 당뇨, 심혈관 질환, 대장암, 유방암, 비만, 우울증, 총사망률과 연관이 있음을 뒷받침하고 있다.[6]

초가공식품에 포함된 인공첨가물, 방부제, 착색료는 활성산소의 생성을 증가시켜 세포와 DNA 손상을 초래하고, 텔로미어의 길이 감소를 가속화한다. 또한 초가공식품은 제조 과정에서 최종당화산물이 발생하며, 초가공식품에 포함된 단순당과 정제 탄수화물은 인슐린 저항성을 악화시키고, 인공 감미료와 유화제는 장내 미생물 균형을 파괴한다. 이로 인해 이차 담즙산 대사 변화가 일어나며 대사 이상이 발생한다.

이처럼 초가공식품은 노화를 촉진시키는 여러 경로가 상호 작용하며 복합적인 영향을 미친다. 현대인의 식탁에 깊숙이 자리 잡은 초가공식품을 줄이기 위해 조금만 더 신경 쓴다면 더욱 건강한 식습관을 만들어갈 수 있을 것이다.

다음은 일상생활에서 초가공식품을 대체하여 섭취할 수 있는 음식들이다.

탄산음료 대신 보리차나 물: 톡 쏘는 청량감이 그립다면, 탄산수에 레몬이나 라임 슬라이스를 넣어보자. 불필요한 설탕과 첨가물을 피하면서도 상쾌함을 즐길 수 있다.

과자 대신 견과류: 포장 과자 대신에 아몬드, 호두, 캐슈너트 같은 견과류를 선택해보자. 소금간이 되어 있는 것보다는 생견과류가 더 건강한 선택이다.

시리얼 대신 그래놀라나 오트밀: 첨가당과 인공 색소가 들어간 시리얼 대신, 귀리로 만든 그래놀라나 오트밀을 선택해보자. 꿀이나 신선한 과일을 곁들이면 맛있고 든든한 아침 식사가 된다.

달달한 요거트 대신 플레인 그릭 요거트: 맛이 첨가된 요거트 대신 플레인 그릭 요거트를 선택해보자. 치아씨드를 뿌리면 약간의 고소함과 독특한 식감을 더할 수 있고, 호두나 피칸을 추가하면 바삭한 식감으로 만족감을 높일 수 있다.

가공 육류 대신 신선한 단백질: 소시지, 햄, 베이컨 대신에 닭가슴살, 생선, 두부 등 자연 그대로의 신선한 단백질 식품을 선택해

천천히 나이 드는 법

보자. 양념을 직접 조절할 수 있어 더 건강하게 즐길 수 있다.

이렇게 고기를 구워 보자

요즘 요리 방송이나 유튜브 영상에서 자주 등장하는 단어가 있다. 바로 '마이야르 반응Maillard Reaction'이다. 이는 스테이크 와 같은 고기를 구울 때, 높은 온도에서 단시간에 고기를 익 히며 발생하는 화학 반응으로, 흔히 스테이크의 겉표면에 그 을린 크러스트crust를 만드는 데 필요한 과정이다. 쉽게 설명 하자면, 고기에 숨겨져 있던 포도당이 고기 표면으로 나오면 서 고열을 받아 지방에 튀겨지는 과정이다.

마이야르 반응은 빵 껍질, 구운 고기, 로스팅된 커피 등에서 볼 수 있는 갈변 현상과 함께 독특한 풍미를 만들어 낸다. 그 러나 마이야르 반응이 과하면(예를 들어, 고온 및 장시간 조리), 노화를 일으키는 최종당화산물AGEs을 생성하게 된다.

모든 마이야르 반응이 최종당화산물을 생성하는 것은 아니 지만, 고온과 건열 조리법은 최종당화산물 생성을 증가시킨 다. 그렇다면 어떻게 요리해야 음식의 맛도 즐기면서 최종당 화산물의 생성도 최소화할 수 있을까?

스테이크를 굽는다면 너무 높은 온도에서 굽는 것은 좋지 않다. 온도가 200℃ 이상 올라가면 마이야르 반응에서 최종 당화산물이 생성되기 때문이다. 이때 생긴 분자에는 발암물질이 섞여 있고 맛도 좋지 않다.

다음은 최종당화산물을 줄이기 위한 실질적인 조리 방법이다.

저온 조리법 선택: 찌기, 삶기, 졸이기 등 낮은 온도의 조리법을 선호한다. 굽거나 튀길 경우에는 온도와 시간을 최소화한다.

조리 시 갈변 최소화: 음식이 과도하게 갈색으로 변하거나 타는 것을 피한다. 이는 최종당화산물 생성의 신호이다.

고기를 재워서 조리: 식초, 레몬즙, 허브, 향신료를 사용한 양념을 활용하면 최종당화산물 생성을 줄일 수 있다.

가공식품 섭취 제한: 가공된 음식과 미리 조리된 식품은 최종당화산물 함량이 높으므로 섭취를 줄이는 것이 좋다.

항산화제 섭취: 과일, 채소, 통곡물 등 항산화제가 풍부한 식품을 섭취해 체내 최종당화산물의 영향을 줄인다.

염증을 잡아라

이 장의 도입부에서 소개한 건강한 72세 남성과 그렇지 않은 환자들의 가장 두드러진 차이는 운동량이다. 병원에 내원하는 환자들에게 물어보면 대부분 운동을 어떤 방식으로 얼마나 해야 하는지 알지 못해 '걷기 운동'이나 '스트레칭'만 한다고 한다. 하지만 이것으로는 충분하지 않다.

운동이 부족하면 쉽게 체중이 증가하고 관절 부상의 위험이 높아질 뿐만 아니라 만성 염증에도 영향을 미쳐 노화 속도도 빨라진다. 일반적으로 운동은 혈당 조절이나 심혈관 질환 예방을 위한 것으로 여겨지지만, 노화를 늦추는 측면에서도 중요한 역할을 한다. 그렇다면 운동 부족은 어떻게 만성 염증을 유발할까? 운동을 포함한 신체 활동이 부족하면 우리 몸에서는 어떠한 작용이 일어나는 것일까?

우리가 운동을 하면 근육이 활성화되면서 다양한 생리적 변화를 유도하는데, 그중 하나가 근육에서 항염증성 사이토카인의 분비가 증가하는 것이다. 사이토카인은 면역 반응과 염증 조절에 중요한 역할을 하는 단백질로, 신체 내 세포 간 신호 전달을 담당한다. 그러나 운동이 부족하면 항염증성 사이토카인의 분비가 감소하고, 염증 조절 기능이 약화되어 체내 염증이 만성적으로 지속될 위험이 커진다.

또한 운동 부족은 대사 속도를 저하시켜 지방 조직의 축적을 촉진한다. 이는 앞서 언급된 지질 특성과 밀접하게 관련된다. 과도한 지방 조직은 염증성 사이토카인의 분비를 증가시키며, 이는 체내 면역 세포를 지속적으로 활성화하여 만성 염증 상태를 유발한다. 특히 지방 조직은 대식세포를 활성화하고 염증성 신호를 전신으로 확산시키며, 결과적으로 염증 반응을 더욱 증폭시킨다.

마지막으로 운동은 세포 내 에너지를 생성하는 기관인 미토콘드리아의 기능을 유지하고 활성산소의 과도한 생성을 억제하는 데 중요한 역할을 한다. 따라서 운동이 부족하면 미토콘드리아 기능이 저하되어 에너지 대사가 원활하지 않게 되고, 활성산소가 과도하게 생성되어 산화 스트레스가 증가한다. 이는 세포 손상을 유발하며 염증 반응을 촉진하는 요인이 된다.

결론적으로, 운동 부족은 신체의 대사적 안정성과 면역 조절 능력을 약화시키며, 염증성 노화의 주요 원인으로 작용한다. 따라서 운동 부족이 염증과 노화에 미치는 영향을 이해하고, 이를 예방하기 위한 노력이 필수적이다.

걷기 대신 해야 하는 운동

걷기 운동은 많은 사람들이 실천하는 간단한 운동 방법으로 이는 과도한 부담 없이 기본적인 혈액 순환을 돕는 유익한 운동이다. 그렇다면 걷기는 만성 염증을 줄이는 데도 효과적일까? 아쉽게도 단순한 걷기 운동만으로는 만성 염증을 효과적으로 줄이는 데 필요한 근육의 활성화나 심박수 상승 같은 충분한 자극을 주기 어렵다. 또한 걷기만으로는 혈당과 중성지방의 급격한 상승을 충분히 완화하지 못할 가능성이 있다. 따라서 만성 염증을 줄이기 위해서는 단순한 유산소 활동을 넘어, 신체에 적절한 자극을 주어 면역 반응과 대사 기능을 개선하고 염증을 조절하는 역할을 해야 한다.

따라서 걷기 운동에 더해 빠르게 걷거나 달리기 같은 보다 활동적인 운동을 포함하는 것이 중요하다. 이러한 운동은 심박수를 높이고 근육에 더 강한 자극을 주어 염증 완화에 효과적이다. 또한 고강도 인터벌 트레이닝이나 저항 운동은 대사 기능을 개선하고 체내 염증을 줄이는 데 도움을 줄 수 있다.

운동을 배우는 과정은 마치 세금 신고를 준비하고 제출하는 과정과 비슷하다. 세금 신고를 늦게 하거나 잘못하면 불이익이나 벌금을 피할 수 없듯이, 운동을 제때 시작하지 않으면 시간이 지날수록 신체가 덜 유연해지고 근력과 체력이 감소하는 등의 문제를 겪게 된다. 운동은 장기적인 투자로 누구나 실천해야 하는 필수적인 일이다. 따라서 지금 시작하는 것이 가장 현명한 선택이다. 그렇지 않으면 반드시 후회할 날이 온다는 사실을 기억하길 바란다.

잘 자야 덜 늙는다

수면 부족은 만성 염증을 유발하는 주요 요인 중 하나이다. 수면은 신체가 손상된 조직을 회복하고 재충전하는 중요한 시간으로 이 시간이 부족하면 정상적인 회복과 재생 과정이 원활하게 이루어지지 않는다. 연구에 따르면, 수면 부족은 면역 시스템의 균형을 무너뜨리고, 염증성 사이토카인의 분비를 증가시켜 체내 염증 수준을 높인다. 또한 수면 부족은 스트레스 호르몬인 코르티솔의 과도한 분비를 유발하여 염증 반응을 촉진하고, 장기적으로 심혈관 질환과 당뇨병 등 다양한 만성 질환의 발병 위험을 높인다. 뿐만 아니라 혈당과 중성지방 수치를 불안정하게 만들어 대사적 불균형을 초래한다.

수면 중에는 세포 복구와 손상된 조직의 치유가 이루어진다. 따라서 수면이 부족하면 이러한 과정이 제대로 진행되지 못하고, 그 결과 신체는 염증 반응에 더욱 민감해진다. 결국 수면 부족은 단기적인 피로와 스트레스뿐만 아니라, 장기적으로 염증 증가와 신체 노화를 가속화하는 원인이 된다. 따라서 충분한 수면을 취하는 것은 염증성 노화를 줄이고 건강을 유지하는 데 필수적이다. 수면을 개선하는 구체적인 방법은 6장에서 자세히 살펴 보자.

오메가-3 지방산과 비타민 D

만성 염증을 줄이기 위해서는 건강한 식단과 생활 습관을 유지하는 것이 가장 중요하다. 또한 특정 영양제도 염증 반응을 완화하고 전반적인 염증 수준을 감소시키는 데 도움을 줄 수 있다. 16세기 대항해 시대에 발견된 괴혈병은 출혈 장애를 일으키는 질병으로, 그 원인이 불명확했다. 그러나 비타민 C의 부족이 원인이라는 사실이 밝혀지면서, 이를 보충함으로써 치료가 가능해졌다. 이와 비슷하게, 일부 영양제들이 어떻게 만성 염증을 완화하고 그 진행을 늦출 수 있는지 살펴보도록 하자.

2021년에 발표된 한 연구가 학계를 크게 놀라게 했다. 이 연구에 따르면, 혈중 오메가-3 지방산 수치가 낮은 사람들의 사망률이 흡연자와 비슷한 수준으로 나타났다. 다음의 그래프를 보면, 오메가-3 인덱스가 높지만 흡연을 하는 사람들의 수명과 오메가-3 인덱스가 낮지만 흡연을 하지 않는 사람들의 수명이 거의 겹치는 모습을 확인할 수 있다. 오메가-3 지방산이 부족하면 심혈관 질환 등 여러 만성 질환에 의한 사망 위험이 증가하며, 이는 흡연과 유사한 건강상의 위험을 초래할 수 있음을 시사한다.

오메가-3 지방산은 염증을 줄이는 데 가장 효과적인 영양제 중 하나이다. 특히 에이코사펜타엔산EPA과 도코사헥사엔산DHA은 신체 내 염증 반응을 억제하는 데 중요한 역할을 하며, 염증성 사이토카인과 프로스타글란딘의 생성을 감소시킨다. 이들은 주로 생선 기름에 풍부하게 들어 있다. 또한 오메가-3 지방산은 심혈관 건강을 촉진하고, 관절염과 같은 염증성 질환에도 도움

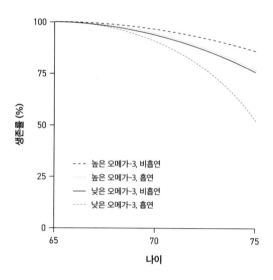

오메가-3 지방산 수치와 흡연에 따른 사망률 비교

생존률 (%)

```
--- 높은 오메가-3, 비흡연
···· 높은 오메가-3, 흡연
─── 낮은 오메가-3, 비흡연
---- 낮은 오메가-3, 흡연
```

나이

이 될 수 있다.

한국은 생선을 자주 섭취하는 식문화를 지니고 있어, 한국인의 오메가-3 지방산 섭취량은 미국인보다 상대적으로 높은 편이다. 연구에 따르면 한국인 1,000명의 오메가-3 인덱스를 측정한 결과, 오메가-3 부족증에 해당하는 비율은 20%에 불과했다.[7] 오메가-3 지방산의 부족을 예방하기 위해서는 적절한 생선 섭취가 권장된다. 미국 심장협회는 일주일에 적어도 두 번 생선을 섭취할 것을 권장하고 있다.

비타민 D도 면역 시스템을 조절하는 중요한 역할을 한다. 비타민 D가 부족하면 염증이 증가하고, 특히 자가면역 질환이나

비타민 D 혈중 농도에 따른 사망률

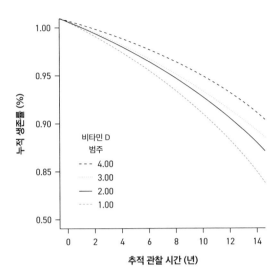

염증성 질환에 취약해지며, 이는 결국 사망률을 증가시킬 수 있다. 비타민 C 부족증이 괴혈병을 초래했던 것처럼, 비타민 D 부족증이 조기 사망률을 유발한다는 연구는 다수 존재한다. 대표적으로 1만 4,641명의 영국인들을 대상으로 한 추적 연구에서는, 위의 그래프에서 보듯이 비타민 D 혈중 농도가 낮은 그룹에서 사망률이 급격히 증가하는 경향을 확인할 수 있다.

비타민 D는 햇볕을 통해 자연스럽게 합성되지만, 한국인의 피부색과 생활 환경으로 인해 부족해지기 쉬워 영양제를 통해 보충하는 것이 좋다. 보통 비타민 D3는 하루에 5,000IU 복용하면 좋지만, 혈액 검사를 통해 혈중 농도를 측정하고 이에 맞춰 섭취하는 것이 이상적이다.

추가적으로 항산화 비타민(비타민 C, E) 부족, 마그네슘 부족, 섬유질 부족은 모두 만성 염증을 유발하거나 악화시킬 수 있다. 이러한 영양소들은 염증 반응을 조절하고 면역 체계의 균형을 유지하는 데 필수적이므로, 결핍되지 않도록 주의하는 것이 중요하다. 균형 잡힌 식단과 함께 필요 시 영양 보충제를 활용하면 이러한 부족을 예방할 수 있다.

염증성 노화는 노화 과정의 일부일 수 있지만, 피할 수 없는 운명은 아니다. 연구에 따르면, 생활 방식을 바꾸는 것만으로도 만성 염증을 줄이고 그 진행을 늦출 수 있다. 지금까지 살펴본 식단과 운동, 수면의 변화를 시도하여 만성 염증으로부터 자유로워진 활기찬 삶을 누리기를 바란다.

3장

활력 넘치는 삶은 심장에서 시작된다

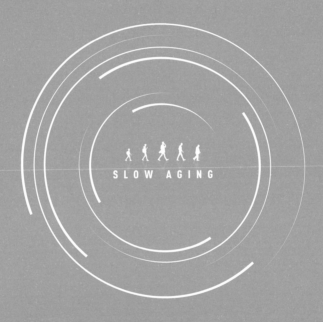

SLOW AGING

40대 심장을 지닌 노인

리차드 모건Richard Morgan 씨는 '40대의 심장을 가진 93세'라는 별명을 가지고 있다. 그는 93세라는 나이에도 불구하고 지난해 전 세계 실내 로잉 머신 대회에서 네 번째 챔피언 타이틀을 차지했다. 더욱 놀라운 점은 그가 운동을 시작한 나이가 은퇴 후인 73세라는 사실이다. 그의 운동법과 식단은 큰 화제를 불러일으켰고, 실제로 한 의과대학에서 연구의 대상이 되기도 했다. 연구진은 그의 신체 기능과 훈련 과정을 평가한 결과, 그의 심폐활량이 40대 성인의 심폐활량과 크게 다르지 않다고 결론 내렸다.[1]

그의 심폐활량 지수는 44로 나타났는데, 다음 그래프에서 확인해보면 이는 80대 이상의 연령대에서 엘리트 카테고리에 해당하는 수치보다도 높다(검정색 박스). 또한 40대 연령에서도 높은 카테고리 수준에 해당한다(파란색 박스). 즉, 93세인 리차드

연령, 성별, 체력 수준에 따른 최대산소섭취량

연령	낮음	평균 이하	평균 이상	높음	엘리트 수준
여자					
18-19	< 35	35-39	40-45	40-52	≥ 53
20-29	< 28	28-35	36-40	41-50	≥ 51
30-39	< 27	27-33	34-38	39-48	≥ 49
40-49	< 26	26-31	32-36	37-46	≥ 47
50-59	< 25	25-28	29-35	36-45	≥ 46
60-69	< 21	21-24	25-29	30-38	≥ 40
70-79	< 18	18-21	22-24	25-35	≥ 36
≥ 80	< 15	15-19	20-22	23-29	≥ 30
남자					
18-19	< 38	38-45	46-49	50-57	≥ 58
20-29	< 36	36-42	43-48	49-55	≥ 56
30-39	< 35	35-39	40-45	46-52	≥ 53
40-49	< 34	34-38	39-43	44-51	≥ 52
50-59	< 29	29-35	36-40	41-49	≥ 50
60-69	< 25	25-29	30-35	36-45	≥ 46
70-79	< 21	21-24	25-29	30-40	≥ 41
≥ 80	< 18	18-22	23-25	26-35	≥ 36

모건 씨는 40대의 심장을 가진 셈이다.

정말 멋지지 않은가? 90대 나이에 40대 심장을 가지고 있다니 말이다. 활력 넘치는 삶을 사는 그의 건강 비결은 무엇일까? 한 기자회견에서 리차드 모건은 자신의 운동 방법에 대해 70%

는 쉬운 운동, 20%는 어렵지만 할 만한 운동, 나머지 10%는 최
고치 능력으로 운동을 한다고 밝혔다. 즉, 70~90%의 시간을 저
강도 유산소 운동에 투자하고, 나머지 10%는 고강도 유산소 운
동을 한다는 의미다. 그의 운동 방식은 최근 각광받고 있는 운동
방법과 일치하는 점이 많으며, 이는 미국 보건복지부가 성인을
위한 신체 활동 지침으로 권장하는 바와도 일치한다. 그 지침에
따르면, 일주일에 총 150분, 하루에 30분씩 다섯 번 중강도 유산
소 운동을 하거나, 일주일에 15분씩 다섯 번 총 75분 고강도 활
동을 하는 것이 적절하다.

  이번 장에서는 저강도 및 고강도 유산소 운동이 어떻게 가속
노화를 막고, 우리의 건강을 유지하며, 오래 살게 하는지 알아볼
것이다. 또한 구체적인 운동 방법에 대해서도 함께 살펴볼 것이다.

체력이 좋다 = 최대산소섭취량이 높다

  최근 한국에서 미국으로 돌아오는 비행기 안에서 카이스트
에서 슈퍼컴퓨터를 연구하는 중년의 교수님을 만났다. 내가 노
년내과 전문의라고 소개하자 그는 자신의 취미인 마라톤에 대
해 말했다. 비행기 안에서 우리는 마라톤의 효능에 대해 시간 가
는 줄 모르고 이야기했다. 그는 이렇게 말했다.

"달릴 때 오는 러너스 하이Runner's High를 한 번 맛보면 계속 뛰세 돼요."

심박수가 특정 구간에 도달하면 뇌하수체 전엽에서 기분을 좋게 하는 엔돌핀이 분비되는데, 바로 이 느낌이 러너스 하이다. 유산소 운동을 제대로 했을 때 주는 이와 같은 보상을 경험하면, 누가 강요하지 않아도 계속 운동을 하게 된다. 그러나 안타깝게도 한국의 많은 중노년층 성인들은 일상에서 이런 쾌감을 경험하지 못하는 경우가 많다.

나는 아침에 일찍 일어나 실내 자전거를 탄다. 자전거를 탈 때 느껴지는 쾌감이 좋을 뿐만 아니라, 자전거를 타고 나면 몸이 개운해지고 생각이 또렷해지며 일의 효율성도 올라간다. 이러한 유산소 운동의 즐거움을 몰랐을 때는 집중력이 쉽게 떨어지고 짜증도 잘 났다. 하지만 유산소 운동을 시작한 이후, 내 몸이 무언가 버텨주는 느낌을 받게 되었다.

아침에 실내 자전거를 탈 때에 나는 스마트워치를 착용하여 맥박을 특정 구간에 맞추고 30분간 운동을 한다. 과하지도 부족하지도 않을 정도의 유산소 운동을 하기 위해서다. 맥박만 내가 원하는 구간에 있다면 운동을 하면서 영상을 보거나 다른 업무를 해도 상관없다. 운동하는 방법을 몰랐을 때는 유산소 운동을 할 때 막연하게 '30분' 또는 '1시간' 단위로 나누거나 강도를 조절하여 구간을 정했는데, 그러다 보면 운동이 너무 과하거나 부족하게 되었다. 하지만 맥박을 특정 구간에 맞춰 유산소 운동을 하면 상쾌하게 끝낼 수 있다.

내가 심폐활량의 중요성을 실감할 때는 질환으로 인해 심폐활량이 저하된 환자들을 접할 때다. 협심증이나 심부전증 등으로 심폐활량이 저하되면, 일상적인 활동에도 제약이 생긴다. 가벼운 활동을 할 때도 숨이 차고, 심한 경우에는 안정 상태에서도 숨이 가쁠 수 있다. 신체 활동 중에는 쉽게 피로를 느끼고 운동 능력이 현저히 감소한다. 또한 산소 공급이 부족해지면 뇌로 가는 산소가 부족해져 어지럼증을 느낄 수 있다.

반대로 심폐활량이 좋다면 장시간 운동이나 고강도 신체 활동을 하더라도 쉽게 지치지 않는다. 가벼운 호흡으로도 충분히 산소를 공급받을 수 있어 운동 중에도 숨이 덜 차고 회복이 빠르다. 뇌로 가는 산소 공급이 원활하기 때문에 정신이 맑고 집중력이 향상된다. 또한 에너지가 효율적으로 소모되므로 하루 일과를 마친 후에도 덜 피곤하고, 세포 대사가 원활해져 면역력이 강화되고 감염에 대한 저항력이 높아진다. 이러한 장점들 덕분에 많은 사람들이 심폐활량을 기르기 위해 러닝이나 마라톤을 즐기고 있다.

우리는 '체력이 좋다'는 말을 흔히 사용하는데, 체력은 최대산소섭취량$_{VO2max}$이라는 수치로 나타낼 수 있다. 최대산소섭취량은 다소 생소한 용어일 수 있다. 리차드 모건 씨가 40대의 심

폐활량을 가졌다고 말할 수 있는 이유도 그의 높은 최대산소
섭취량 때문이다. 최대산소섭취량을 뜻하는 VO2max에서 V는
volume(양)을 뜻하고, O_2는 산소, max는 최대를 의미하며, 단위
는 mL/kg/min으로 나타낸다. 즉, 이는 운동하는 사람이 1분 동
안 얼마나 많은 산소를 활용할 수 있는지를 나타내는 수치다. 쉽
게 말하면, 차의 배기량과 비슷하다. 배기량이 큰 차가 더 힘차게
잘 나가듯이, 최대산소섭취량이 높을수록 산소를 잘 활용하며
운동 능력이 뛰어나다고 생각하면 쉽다. 차이점이 있다면 차의
배기량은 엔진을 교체하지 않는 이상 변하지 않지만, 사람의 최
대산소섭취량은 더 올라갈 수도, 더 내려갈 수도 있다는 점이다.

최대산소섭취량은 나이에 따라 감소하는 경향이 있는데 노
화로 인해 대략 10년마다 10%씩 줄어든다고 한다. 쉽게 말하면,
청년기에는 아무렇지 않게 계단을 오르던 사람이 중년기나 노
년기에는 몇 계단만 올라가도 숨이 차 헉헉거리며 힘들어하는
상황과 같다. 하지만 이 변화는 급격하게 일어나는 것이 아니라,
꾸준히 비슷한 속도로 점진적으로 감소한다.

최대산소섭취량이 사망률에 미치는 영향

2002년 스탠퍼드대학에서 진행한 한 연구에 따르면, 최대산

소섭취량이 가장 높은 집단은 가장 낮은 집단에 비해 사망 위험률이 4.5배나 낮았다. 체력을 기르면 운동 능력이 향상되고 일의 효율도 올라간다는 것은 예상할 수 있었지만, 사망률이 이토록 낮아진다는 사실은 매우 놀라운 일이었다. 그렇다면 높은 최대 산소섭취량이 각 신체 기관에 미치는 장점을 하나씩 살펴보자.

- 폐 기능 측면에서는 노력 호기량이 증가한다. 이는 최대한 숨을 들이마신 뒤 힘껏 내뱉을 수 있는 공기량이 늘어나는 것을 의미한다.
- 심장 기능 측면에서는 심장의 수축과 이완 능력이 개선되고, 1회박출량과 심박출량[•]이 증가한다.
- 혈관 기능 측면에서는 혈관 내피세포 기능이 향상되고, 교감신경의 혈관 수축 작용이 억제되며, 혈관 확장 능력이 좋아진다.
- 산소 운반 기능 측면에서는 혈액량이 증가하고, 동맥혈과 정맥혈 사이의 산소 농도 차이가 커진다.
- 근육의 질 측면에서는 근육 내 미세혈관의 수가 증가하고, 산소 대사 능력이 향상된다.

- 1회박출량은 한 번의 심장 수축 동안 좌심실이 내보내는 혈액의 양을 말하며, 심장박출량은 1분 동안 심장이 내보내는 혈액의 총량을 말한다.

최대산소섭취량과 생존률 관세

최대산소섭취량과 생존	10년 생존률	모든 원인으로 인한 사망
상위 2%	97%	↓ 80%
상위 25%	96%	↓ 76%
상위 50%	93.5%	↓ 64%
상위 50%	91%	↓ 49%
상위 25%	77%	

낮은 최대산소섭취량이 생존률에 미치는 영향

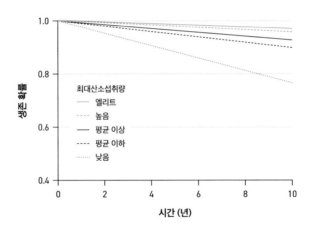

이러한 장점들은 사망률을 낮추고, 가속노화를 늦추는 데 중요한 역할을 한다. 〈미국의학협회저널JAMA〉에 실린 연구에 따르면, 1991년부터 2014년까지 12만 명(평균 나이 53.4세)의 심폐

건강을 추적한 결과, 심폐 건강과 사망률 사이에 깊은 연관성이 있음을 발견했다.[2] 옆의 도표에서 볼 수 있듯이, 최대산소섭취량 상위 2%를 지닌 사람들은 하위 25%에 비해 사망률이 80%나 낮았다. 이러한 격차는 어디에서도 쉽게 찾을 수 없는 수준이다. 더욱이 심폐계 사망률뿐만 아니라 모든 원인에 의한 사망률이 줄어들었다. 이는 유산소 운동을 통해 심폐 기능이 향상되어 심혈관 질환뿐만 아니라 암, 질병, 낙상 등 다양한 원인으로 인한 사망률도 낮아졌다는 사실을 의미한다.

반면에 최대산소섭취량이 낮은 사람들은 각종 심혈관 질환과 다른 질병들로 인해 일상생활이 어려워지고, 삶의 질이 떨어지게 된다. 따라서 건강하게 오래 살기 위해서는 최대산소섭취량을 높이는 것이 매우 중요하다. '앉아 있는 것이 새로운 흡연'이라는 말처럼, 낮은 최대산소섭취량은 흡연, 당뇨, 관상동맥 질환, 고혈압, 투석 여부보다도 더 높은 사망률을 나타낸다.

더욱 놀라운 점은 최대산소섭취량이 증가할수록 사망률 감소 효과에 명확한 상한선이 관찰되지 않았다는 것이다. 일반적으로 한 가지 치료 방법의 효과는 일정 수준을 넘어서면 더 이상 개선되지 않는 경향이 있지만, 높은 최대산소섭취량의 효과는 계속 이어졌다. 다만 이 연구의 아쉬운 점은 평균 8.4년이란 긴 세월을 분석했지만 후향적 연구였기 때문에 연관성을 제시할 수는 있어도 원인과 결과의 직접적인 관계를 단정 지을 수

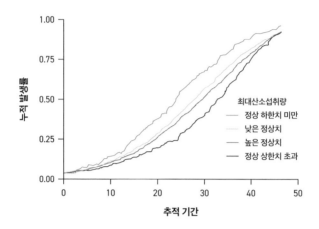

중년기 심폐 제력과 최대산소섭취량이
전체 사망률에 미치는 영향

누적 발생률 (y축)
1.00
0.75
0.50
0.25
0.00

최대산소섭취량
— 정상 하한치 미만
— 낮은 정상치
— 높은 정상치
— 정상 상한치 초과

0   10   20   30   40   50
추적 기간

· 연구 시작 당시 심혈관 질환이 없었던 5,107명의 남성을 46년간 추적함.

없다는 점이다.

덴마크에서 1970년부터 46년 동안 진행된 연구에서도 유사한 결과가 나타났다.[3] 연구 시작 당시 심혈관 질환이 없던 평균 나이 48.8세인 남성 5,107명을 46년간 추적하여 검사한 결과, 최대산소섭취량이 가장 높은 그룹은 가장 낮은 그룹에 비해 평균 4.9년을 더 오래 살았다. 위의 그래프에서 낮은 최대산소섭취량을 지닌 사람들과(파란색 선) 높은 최대산소섭취량을 지닌 사람들(검은색 선)과의 사망률 차이를 보면, 두 그룹 간 삶의 질과 기대 수명의 차이가 명확하게 드러난다.

마지막으로 한국에서도 동일한 결과가 나왔다. 서울대병원 가정의학과 박민선 교수팀은 1995년부터 2003년 12월까지 1만 8,775명의 한국인 남성을 대상으로 규칙적인 운동과 체력 수준이 사망 위험도에 미치는 영향을 추적 조사하여 대한의학회에 결과를 발표했다. 박 교수팀은 최대산소섭취량을 기준으로 체력 수준이 높은 상위 두 군의 경우, 가장 낮은 군에 비해 전체 사망 위험도가 42% 낮아진다고 발표했다. 또한 규칙적인 운동을 한 군은 그렇지 않은 군에 비해 심혈관 질환으로 인한 사망 위험도가 58%, 전체 사망 위험도가 37% 감소한 것으로 나타났다.

나의 최대산소섭취량은?

미국 의학계에서는 최대산소섭취량을 바이탈 사인(체온, 혈압, 맥박 등)이나 대사증후군 검사 항목(혈당, 당화혈색소, 혈압, 콜레스테롤 등)에 추가해야 한다고 주장하는 이들이 있다. 그만큼 개개인의 심폐활량을 평가하는 데 있어 최대산소섭취량이 중요한 기준이 된다.

그렇다면 현재 나의 최대산소섭취량은 어떠할까? 스마트워치를 사용하는 사람이라면 자신도 모르는 사이에 측정되었을 수 있다. 잠시 책을 내려놓고 건강 어플리케이션에서 자신의 최

연령, 성별, 체력 수준에 따른 최대산소섭취량

연령	낮음	평균 이하	평균 이상	높음	엘리트 수준
여자					
18-19	< 35	35-39	40-45	40-52	≥ 53
20-29	< 28	28-35	36-40	41-50	≥ 51
30-39	< 27	27-33	34-38	39-48	≥ 49
40-49	< 26	26-31	32-36	37-46	≥ 47
50-59	< 25	25-28	29-35	36-45	≥ 46
60-69	< 21	21-24	25-29	30-38	≥ 40
70-79	< 18	18-21	22-24	25-35	≥ 36
≥ 80	< 15	15-19	20-22	23-29	≥ 30
남자					
18-19	< 38	38-45	46-49	50-57	≥ 58
20-29	< 36	36-42	43-48	49-55	≥ 56
30-39	< 35	35-39	40-45	46-52	≥ 53
40-49	< 34	34-38	39-43	44-51	≥ 52
50-59	< 29	29-35	36-40	41-49	≥ 50
60-69	< 25	25-29	30-35	36-45	≥ 46
70-79	< 21	21-24	25-29	30-40	≥ 41
≥ 80	< 18	18-22	23-25	26-35	≥ 36

대산소섭취량을 찾아보는 것도 흥미로운 일일 것이다. 만약 찾았다면, 위의 도표에서 자신의 최대산소섭취량이 어디에 해당하는지 확인해보자.

참고로 보다 정확하게 최대산소섭취량을 측정하기 위해서는 이를 측정해주는 시설에서 전력으로 뛰면서 검사을 받으면 된다. 한국에서는 전력으로 뛰지 않고 트레드밀에서 간접적으로 검사할 수 있는 방법이 개발되어 관절이 좋지 않은 시니어들도 쉽게 측정할 수 있다.

만약 시설이나 기기를 이용할 수 없다면, 다음과 같은 방법으로 최대산소섭취량을 추정할 수 있다.

걷기 테스트: 평평한 코스에서 1마일(1.6km)을 가능한 한 빠르게 걷고, 마지막 1분 동안의 심박수를 기록한다. 다음의 공식을 사용해 최대산소섭취량을 추정한다.

최대산소섭취량 = 132.853 - (0.0769 × 체중) - (0.3877 × 나이) + (6.315 × 성별) - (3.2649 × 시간) - (0.1565 × 심박수)

야외 조깅 테스트: 평평한 장소에서 1.5마일(2.4km)를 가능한 한 빠르게 달린 뒤 시간을 기록한다. 다음의 공식을 사용해 최대산소섭취량을 추정한다.

• 여기서 체중은 kg단위, 시간은 분 단위, 심박수는 1분당 박동수, 달린 거리는 m, 성별은 남성 = 1, 여성 = 0 이다.

최대산소섭취량=88.02-(0.1656×체중) (2.76×시간) + (3.716×성별)

12분 달리기 테스트: 평평한 장소에서 12분 동안 가능한 한 멀리 달리는 것을 목표로 한다. 속도를 일정하게 유지하며 무리하지 않는 수준에서 자신의 최대 능력을 발휘해야 한다. 테스트 전에 약 5~10분 동안 가볍게 스트레칭과 워밍업을 진행하여 부상을 예방하고, 최상의 퍼포먼스를 낼 수 있도록 준비한다. 12분이 종료되면 자신이 달린 총 거리를 측정한다. 아래 공식을 사용해 최대산소섭취량을 추정한다.

최대산소섭취량=(달린 거리-504.9)/44.73

이 방법들 가운데 운동량이 적은 사람에게는 걷기 테스트가 적합하다. 이 테스트는 체력에 큰 부담을 주지 않으면서 최대산소섭취량을 추정할 수 있는 방법이다. 반면에 운동 수준이 높은 사람에게는 야외 조깅 테스트나 12분 달리기 테스트가 더 정확하다. 이 두 가지 테스트는 유산소 운동 성과를 직접적으로 측정하며, 실험실에서 측정한 최대산소섭취량과 높은 상관관계를 보인다.

측정 결과, 30대 남성이 38mL/kg/min의 최대산소섭취량을 기록했다면 평균 이하로 분류될 수 있다. 반면에 동일한 수치이 더라도 70대 남성이라면 높은 수준에 해당한다. 이는 나이가 많을수록 최대산소섭취량이 감소하는 것은 자연스러운 현상임을 보여준다.

누구나 체력을 되찾을 수 있다

희망적인 소식은 남녀노소 누구나 훈련을 통해 최대산소섭취량을 향상시킬 수 있다는 사실이다. 프랑스의 사이클리스트 로베르 마르샹Robert Marchand은 2012년 101세의 초고령 나이에 1시간에 24.25km를 완주하며 100세 이상 참가자들 사이에서 세계 기록을 세웠다. 그의 최대산소섭취량은 당시 놀랍게도 31mL/kg/min이었다. 더 놀라운 점은 103세가 되었을 때는 35mL/kg/min까지 향상시키며, 나이가 들어도 체력을 지속적으로 끌어올릴 수 있음을 보여주었다.

이처럼 나이가 들어도 꾸준한 훈련을 통해 최대산소섭취량을 향상시키거나 감소 속도를 늦출 수 있다. 인디애나대 스콧 트랩Scott Trappe 교수에 따르면, 은퇴 후 운동을 하지 않은 엘리트 러너들의 최대산소섭취량은 매년 15%씩 줄어든 반면, 운동을 계속해온 엘리트 러너들은 22년이 지난 후에도 최대산소섭취량이 매년 6%씩 감소하는 것으로 나타났다. 이는 꾸준한 운동이 나이기 들어서도 체력 유지와 향상에 중요한 역할을 한다는 사실을 시사한다.

최대산소섭취량을 향상시키는 데 있어 어려운 점은 단기간에 효과를 보기 어렵다는 점이다. 최대산소섭취량을 올리기 위해서는 한계점에 이르는 강도의 운동을 해야 하지만, 일반인이 그런 강도의 운동을 바로 시작하기 어려운 경우가 많다. 따라서 이를 지원하고 병행할 수 있는 운동이 필요한데, 저강도 유산소 운동이 그러한 역할을 한다. 저강도 유산소 운동은 체력 향상에 도움을 주며, 점차적으로 강도를 높여 최대산소섭취량을 증가시키는 데 중요한 기반이 된다.

결론부터 말하자면, 최대산소섭취량을 향상시키기 위해서는 6개월 정도 저강도 유산소 운동을 먼저 훈련한 후, 고강도 운동을 추가하는 것이 효과적이다. 고강도 운동을 할 수 있는 체력이 준비되면, 저강도 유산소 운동은 주 4회, 고강도 유산소 운동은 주 1회 정도 배분하면 된다. 그렇다면 이제 누구나 쉽게 시작할 수 있는 저강도 유산소 운동에 대해 알아보자.

저속노화을 위한 최적의 운동

장수 의학의 세계적인 권위자인 피터 아티아Peter Attia 박사, 론다 패트릭Rhonda Patrick 박사, 앤드류 후버만Andrew Huberman 교수 등 많은 전문가들이 강조하는 운동이 있다. 바로 존 투 트레이닝Zone 2 Training이다. 존 투 트레이닝은 단순히 '고강도 운동을 위한 준비 운동'이 아니다. 존 투 트레이닝에는 저속노화의 비밀이 숨겨져 있다. 그 중요성을 다루기 전에, 먼저 존 투 트레이닝이 어떤 운동인지부터 살펴보자.

존 투 트레이닝은 말 그대로 두 번째 존Zone 2에 맞춰 운동을 하는 것이다. 존에는 다섯 가지가 있으며, 각 존은 운동 강도에 따라 구분된다. 존 원Zone 1은 매우 낮은 강도의 운동으로, 걷기와 같은 운동 수준이다. 반면에 존 파이브Zone 5는 최대한의 퍼포먼스를 발휘하며, 즉 최대산소섭취량에 도달하는 운동을 의미한다.

존 투 트레이닝은 심박수를 자신의 최대심박수의 60~70%로 맞춰서 하는 운동이다. 최대심박수는 '220-현재 나이'로 계산할 수 있다. 예를 들어 40세인 경우 최대심박수는 180bpm이며, 존 투 트레이닝을 위한 목표 심박수는 108~126bpm이 된다. 이 강도는 말은 할 수 있지만 대화를 이어나가기는 어려운 수준이다.

우리가 존 투에 중점을 두고 운동을 해야 하는 가장 큰 이유

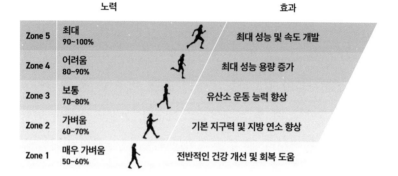

심박수에 따른 훈련 구역

	노력		효과
Zone 5	최대 90~100%		최대 성능 및 속도 개발
Zone 4	어려움 80~90%		최대 성능 용량 증가
Zone 3	보통 70~80%		유산소 운동 능력 향상
Zone 2	가벼움 60~70%		기본 지구력 및 지방 연소 향상
Zone 1	매우 가벼움 50~60%		전반적인 건강 개선 및 회복 도움

는 존 투 트레이닝이 지방을 태우고 지구력을 키우는 데 효과적인 운동이기 때문이다. 존 쓰리Zone 3로 넘어가면 운동 강도가 점차 증가하여 지방을 태우는 방식으로 운동을 지속하기 어려워지며 대신에 젖산을 에너지로 사용하는 방식으로 전환된다.

여러 매체에서는 존 투 트레이닝을 설명하면서, 이를 '중강도 운동' 또는 '살 빼는 유산소' 등으로 부르곤 한다. 하지만 나는 '존 투 트레이닝'이라는 명칭이 훨씬 적합하다고 생각한다. 중강도 운동이라고 부르면, 그 강도가 어느 정도인지 헷갈릴 수 있다. 운동 강도는 개인적인 판단에 따라 달라지기 때문이다. 반면에 존 투 트레이닝은 특정 심박동수 구간에 맞춰 운동을 하는 정확한 가이드를 제공하므로, 사람들이 더 쉽게 이해하고 시도할 수 있다.

실제로 진료를 하다 보면, 50~80대의 많은 환자들이 운동을 어떻게 해야 할지 모르는 경우가 많다. "중강도로 운동하세요" 또는 "노래를 부르기 힘든 정도로 운동하세요"라고 권장하면, 대부분은 그보다 낮은 강도로 운동을 하곤 한다. 옆에서 운동 코치가 "이 정도가 중강도입니다"라고 알려주지 않는 한 맞추기 어려운 것이다. 그래서 심박동수를 기준으로 운동을 유도하는 것이 더 체계적이고 효과적이다. 다행히 요즘은 스마트워치나 다양한 웨어러블 기기들로 심박동수를 정확하게 측정할 수 있어, 목표 심박동수에 맞추는 것이 더 쉬워졌다.

미토콘드리아의 재생

그렇다면 존 투 트레이닝이 건강과 노화에 왜 그토록 좋은 것일까? 존 투 트레이닝의 가장 큰 장점은 미토콘드리아를 재생시킨다는 것이다. 미토콘드리아는 진핵 생물의 에너지 생산을 담당하는 소기관으로 잘 알려져 있다. 장수 의학계에서 미토콘드리아에 많은 관심을 기울이는 이유는, 나이가 들수록 미토콘드리아의 숫자는 감소하고 그 기능도 저하되는데, 이는 노화와 밀접하게 연관되어 있기 때문이다.

또한 비정상적인 미토콘드리아는 다량의 활성산소를 방출하여 세포를 손상시키고, 세포의 염색체 끝부분에 있는 텔로미어를 훼손시켜 조기 노화를 초래할 수 있다. 텔로미어는 '생명의

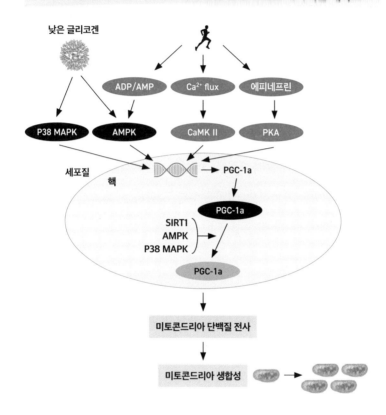

지구력 운동에 의한 미토콘드리아 생불 발생 조절을 나타내는 개략도

시계'라고 불리며, 노화를 억제하는 열쇠로 주목받고 있다.

　미토콘드리아의 이상이 뇌세포에 영향을 미치면 치매나 파킨 슨병을 일으킬 수 있으며, 췌장에서는 당뇨병, 심장에서는 심혈 관 질환을 유발한다. 이와 같은 미토콘드리아 기능 이상은 모든 장기의 기능 저하와 관련 있으며, 최근에는 암과 다양한 자가면 역질환의 원인으로 미토콘드리아 기능의 이상이 지목되고 있다.

이러한 미토콘드리아 재생은 두 가지 방법으로 이루어진다. 첫 번째는 지구력 운동이고, 두 번째는 절식caloric restriction이다. 뒤에서도 언급하겠지만, 개인적으로 절식보다 운동을 선호한다. 옆의 그림은 존 투 트레이닝이 어떻게 미토콘드리아를 증가시키는지 단계별로 보여준다.

지방 태우기

또 다른 존 투 트레이닝의 장점은 지방을 태운다는 것이다. 우리 몸은 에너지ATP를 생산하기 위해 당, 지방, 단백질을 연료로 사용한다. 이 중에서 가장 효율적으로 에너지를 빠르게 만드는 방법은 당이다. 존 쓰리, 포, 파이브와 같은 고강도 운동에서는 미토콘드리아가 당과 젖산을 주요 기질로 사용하여 ATP를 만든다. 반면에 존 투에서는 지방산을 주요 기질로 사용하면서 근육 세포에서 ATP를 만들어낸다. 따라서 존 투 트레이닝을 하면 우리 근육 세포는 미토콘드리아를 많이 만들어내고, 그 미토콘드리아들은 지방산을 활용해 ATP를 생산한다. 지방산을 원료로 사용할 수 있는 능력을 대사 유연성이라고 하며, 이렇게 지방산을 잘 활용할수록 체중 관리를 더 잘할 수 있다는 연구 결과가 있다.[4]

또한 존 투 트레이닝은 뇌세포 재생을 촉진하고 인지력을 향상시킨다. 2011년 커크 에릭슨Kirk Erikson 교수는 67세 성인 120명을 대상으로 한 연구에서 유산소 운동이 뇌에서 기억력을 담당하는 해마의 크기를 증가시킬 수 있다는 사실을 밝혔다. 연구 참여자들은 2년 동안 존 투 트레이닝을 수행했으며, 운동 강도는 최대 심박수의 70% 수준으로 조절되었다. 이 연구에서는 존 투 트레이닝이 뇌유래신경영양인자BDNF 수치를 증가시켜 기억력을 향상시킬 가능성이 있다고 평가되었다. BDNF는 신경세포의 성장과 생존을 촉진하는 역할을 하며, 해마의 크기 증가와 인지 기능 개선과 관련 있는 것으로 알려져 있다.

존 투 트레이닝, 이렇게 하세요

그렇다면 미토콘드리아를 재생시키고, 지방을 태우며, 두뇌 활동을 촉진하는 존 투 트레이닝은 어떻게 하는 것일까? 존 투 트레이닝의 정확한 운동 방법에 대해 알아보자.

처음에는 가벼운 걷기 운동부터 시작한다. 보폭을 평소보다 10cm 정도 넓게 하면 자연스럽게 속도가 붙을 것이다. 내가 제대로 존 투에 들어왔는지 평가하는 간단한 방법은 '토크 테스트Talk Test'이다. 즉, 짧은 문장은 말할 수 있지만 대화를 원활하게 이어가기 어려운 정도의 강도로 운동을 하면 된다.

조금 더 정확하게 존 투 트레이닝을 하고 싶다면, 맥박을 측정할 수 있는 스마트워치나 맥박 측정기를 사용하여 자신의 맥박을

(220 - 현재 나이)×60~70%로 맞춰주면 된다. 예를 들어, 45세 성인이라면 113~131bpm로 맞춰 유산소 운동을 하면 된다.

전문가들은 존 투 트레이닝을 30분에서 60분 정도 지속할 것을 권장한다. 운동을 하다 보면 조금 더 뛰고 싶은 충동이 들 수 있지만, 이를 참고 꾸준히 강도를 유지하는 것이 중요하다. 이렇게 지속적으로 운동을 하면 미토콘드리아 수가 증가해 대사 유연성이 향상되며, 이후 최대산소섭취량 운동을 할 때 한결 수월해진다.

좀 더 정확하게 존 투 트레이닝을 하고 싶다면 젖산 측정기를 사용할 수 있다. 운동하는 도중 손가락 끝에서 채혈을 하여 젖산 수치를 2.0 이하로 맞추는 방법이 있다. 하지만 이는 초보자가 하기에는 복잡할 수 있다.

존 투 트레이닝을 지속할수록 젖산 역치가 올라간다. 초보자는 운동 초기에는 지방산을 ATP 생성에 활용하지 못하고 젖산을 에너지원으로 사용하게 되어 존 쓰리로 넘어가게 된다. 하지만 존 투 트레이닝을 꾸준히 하면, 속근에서 생성된 젖산이 지근으로 전달되어 에너지원으로 활용되며, 젖산 내성이 향상되어 속근과 지근 간의 에너지 협력이 원활해진다.

노르웨이 선수들이 철인 3종 경기와 올림픽에서 두각을 나타내는 이유를 조사한 결과, 그들이 꾸준히 존 투 트레이닝을 실천해왔다는 사실이 밝혀졌다.[5] 다른 나라 선수들이 주로 고강도 훈련에 집중한 반면, 노르웨이 선수들은 평소 존 투 트레이닝을 통해 미토콘드리아와 심폐 기능을 강화해온 것이다. 이러한 사례들을 바탕으로 최소 6개월 동안 주 3~5회 존 투 트레이닝을 꾸준히 실천한 후, 고강도 트레이닝을 병행한다면 지구력과 대사 효율성을 극대화할 수 있다.

앞서 언급한 것처럼 존 투 트레이닝을 꾸준히 하다 보면 미토콘드리아가 활성화되고, 대사 유연성이 향상되어 더 높은 강도의 운동을 할 수 있는 기반이 마련된다. 6개월째부터는 최대 산소섭취량을 향상시키기 위해 일주일에 한 번 정도는 고강도로 운동을 해준다. 가장 대표적인 고강도 운동은 고강도 인터벌 트레이닝이다. 이는 구간을 나누어 훈련하는 것으로 한 번은 고강도로, 한 번은 저강도로 반복하는 방식이다. 초보자는 1대 10 비율로 시작하고, 점차 1대 8, 1대 3, 1대 1 비율로 훈련 강도를 높여갈 수 있다. 가장 높은 난도는 4분 고강도 운동 후 4분 저강도 운동을 4번 반복하는 '노르웨이식 4×4' 방식이다.

예를 들어 고강도 인터벌 트레이닝을 처음 시작할 때는 30초 고강도 운동을 한 후 3분 저강도 운동을 10번 반복하여 총 35분 운동을 한다. 이때 걷기와 달리기 외에도 실내 로잉 머신이나 실내 자전거를 활용해도 좋다. 고연령이나 초보자라면 관절에 무리가 되지 않는 로잉 머신이나 실내 자전거가 달리기보다 안전하다. 나 역시 실내 자전거로 강도를 조절하며 인터벌 트레이닝을 한다. 혼자 하기 어려운 경우, 유튜브에서 고강도 인터벌 트레이닝 영상을 참고하여 쉽게 따라 할 수 있다.

12-3-30 운동 방법

건강 및 미용 인플루언서 로렌 기랄도Lauren Giraldo는 소셜 미디어에 '지방을 두 배로 태우는 효과적인 런닝머신 사용법'으로 '12-3-30' 방법을 소개했다. 이 방법은 존 투에 맞춰서 하는 중강도 유산소 방법으로 큰 주목을 받으며 1억 3천만 회 이상의 조회수를 기록했다. '12-3-30' 운동 방법은 다음과 같다.

12: 런닝머신의 인클라인을 12%로 설정한다. 즉, 숫자로는 1.2로 맞춰 놓는다.

3: 속도는 3.0mph(마일/시간)로 맞춘다. 한국에서 일반적으로 사용하는 단위인 kmh로 환산한다면 4.8kmh 정도인데 5kmh로 맞추면 된다. 자신이 사용하는 런닝머신의 단위를 확인하고, 3으로 맞춰야 할지 5로 맞춰야 할지 확인하는 것이 필수다.

30; 위 설정으로 30분간 걷는다.

'12-3-30' 방식으로 운동을 한다면 자연스럽게 중강도 심박수 구간에 들어갈 것이다. 무릎이 좋지 않은 경우, 경사를 높인 상태에서 걷는 것이 부담될 수 있으므로 주의해야 한다. 무릎에 무리가 가면 붓거나 통증이 발생할 수 있으므로, 처음에는 30분을 완주하려 하기보다 무릎 상태에 맞춰 점진적으로 운동 시간을 늘려가는 것이 바람직하다. 처음에 시도할 때는 총 30분을 맞추지 말고 무릎이 허용하는 만큼만 운동을 시도해보면 좋을 것이다.

천천히 나이 드는 법

4장

근육 자산을
기르는 습관

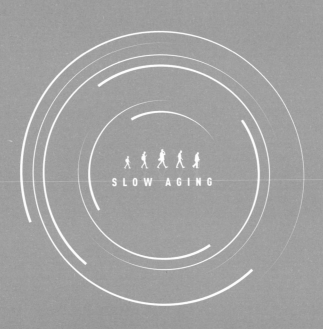

SLOW AGING

근육이 없을 때 일어나는 일

최근 들어 탄탄한 근육을 지닌 시니어들을 자주 볼 수 있다. 70~80대의 나이에도 젊은 사람들 못지않은 근육을 자랑하는 어르신들을 볼 때면 정말 감탄하지 않을 수 없다. 또한 다양한 의학 채널과 의료진들이 근감소증 예방과 근육의 중요성을 지속적으로 강조하고 있으며, '근육을 재태크한다'는 의미로 '근테크'라는 신조어가 생길 만큼 건강한 삶을 위해 근육을 키워야 한다는 인식이 확산되고 있다.

다음 그래프에 나와 있는 나이대별 근육량의 변화를 살펴보자. 장애 구간과 개인에 따라 다른 근육량의 차이를 유심히 살펴볼 필요가 있다. 근육량은 장년기 초반에 가장 많다. 또한 이를 잘 유지한다면 노년기에도 장애 구간에 진입하지 않는다는 사실을 알 수 있다. 반면에 장년기부터 근육량이 부족하거나 운동

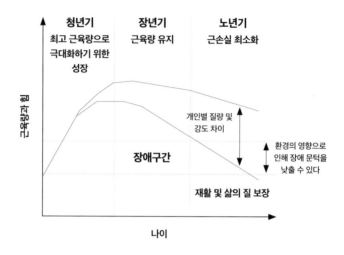

나이대별 근육량 변화

청년기	장년기	노년기
최고 근육량으로 극대화하기 위한 성장	근육량 유지	근손실 최소화

근육량과 힘

개인별 질량 및 강도 차이

장애구간

환경의 영향으로 인해 장애 문턱을 낮출 수 있다

재활 및 삶의 질 보장

나이

이 부족하면, 근육량이 급격히 떨어져 장애 구간에 훨씬 일찍 진입하게 된다.

나는 스탠퍼드대 노년내과에서 진료한 올림픽 체조 메달리스트 환자를 아직도 잊을 수 없다. 그는 치매 중증이 진행 중이었지만, 단련된 근육량 덕분에 다른 시니어들과 다른 모습을 보여 주었다. 일반적으로 근육이 부족한 시니어들은 쉽게 넘어지지만, 그는 튼실한 하체와 코어 근육 덕분에 중심을 잘 잡으며 한 번도 넘어지지 않았다.

노년기 환자들은 병원에 일주일만 입원해도 근력의 3분의 1이 감소하고, 한 달 정도 입원하면 혼자 걷기조차 힘들어진다.

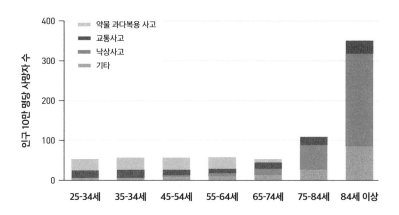

나이에 따른 미국의 사고사율

인구 10만 명당 사망자 수

- 약물 과다복용 사고
- 교통사고
- 낙상사고
- 기타

400
300
200
100
0

25-34세 35-34세 45-54세 55-64세 65-74세 75-84세 84세 이상

이러한 환자들을 대상으로 혈액 검사나 CT, MRI 등의 검사를 하면 정상으로 나온다. 근감소증이 진행되어 근력이 빠지는데도 이 부분이 잘 드러나지 않는 것이다. 이를 예방하는 유일한 방법은 입원 초기부터 근력과 근육량을 유지하기 위한 작은 노력들을 하는 것이다. 즉, 재활 운동을 미리 준비하고 실천하는 것이다. 젊었을 때부터 근육을 유지하기 위해 하는 노력과 병원에 입원한 초기부터 근육을 유지하기 위해 하는 노력은 유사하다.

위의 그래프를 보면 근력 운동의 중요성을 더욱 절실히 느낄 수 있다. 미국에서 사고로 사망하는 원인 중 낙상 사고의 비율은 75세 이후부터 급격히 증가하며, 특히 85세 이후에는 더욱 두드러진다. 이러한 사고는 충분히 예방할 수 있다. 젊었을 때부터 근력 운동을 시작하며 근육의 기능이 감소하는 것을 막았다면 말이다.

몸이 늙는 가장 큰 이유

20~30대에는 닭가슴살이나 단백질 보조제를 먹는 등 단백질 섭취를 늘리고 무게를 다루는 기구들로 운동을 하면 근육이 쉽게 자란다. 하지만 장년기 이후에는 아무리 운동을 해도 예전처럼 근육이 자라지 않는다. 그 이유는 무엇일까? 바로 근성장에 저항이 생기기 때문이다. 근육량이나 근육의 기능이 감소되는 근감소증의 중요한 기전 중 하나가 '동화작용 저항성'이다. 동화작용 저항성이란 당뇨가 인슐린 저항성 때문에 발생하는 것처럼, 나이가 들수록 근육을 만드는 과정에도 저항이 생겨 근성장이 더디게 이루어지는 것을 말한다. 쉽게 말해, 자동차가 앞으로 가려고 할 때 낮은 기어로 놓고 엑셀을 밟으면 잘 나가지 않는 것과 같다.

만성 염증, 노화, 근육 줄기세포 비활동, 인슐린 저항성 등 여러 기전이 동화작용 저항성의 원인으로 알려져 있는데, 세계적인 운동 생리학자인 맥마스터대 스튜어트 필립스Stuart Phillips 교수는 그중 가장 유력한 원인으로 낮은 활동량을 꼽는다. 필립스 교수는 2019년 메타분석 연구에서, 70대 어르신들 뿐만 아니라 20~40대 젊은 성인들도 2주간만 활동을 줄였더니(6,000보에서 1,500보로 줄임) 근육이 줄기 시작하고, 지방량이 늘며, 대사증후군이 시작된다고 발표했다.[1] 여기서 활동량 부족은 하루에 2,000~3,000보 정도만 걷는 것을 의미한다. 다행히 젊은 성인들은 활동량을 다시 늘리면 동화작용 저항성이 빨리 풀어지고 근감소증 증상들이 사라졌다. 하지만 70대 어르신들은 회복이 훨씬 느렸다.

근감소증은 노인들에게만 찾아오는 것은 아니다. 우리 병원에 은행 직원들이 내원한 적이 있는데 신기하게도 대부분의 직원들이 허벅지 근육이 너무 약해 무릎 통증과 허리 통증을 호소했다. 하루 종일 은행 업무와 장시간 운전으로 앉아 있는 시간이 긴 탓에 활동량이 부족해 근감소증을 촉진시킨 것이다. 이처럼 젊은 나이에도 활동량이 없으면 근육에 자극이 떨어지고 근육 단백질의 합성보다 분해가 더 촉진된다.

그렇다면 이러한 근감소증은 어떻게 회복할 수 있을까? 앞서 설명한 것처럼 근감소증은 동화작용 저항성이 중요한 원인으로 작용한다. 따라서 동화작용 저항성을 극복하는 것이 중요하다. 근감소증을 치료한다고 하면, 나이가 들었어도 근력 운동을 많이 하면 될 것 같지만, 동화작용 저항성을 치료한다고 하면 훨씬 더 상세하게 접근해야 한다. 이는 마치 당뇨를 치료하려는 접근

보다, 당뇨의 근본적인 원인인 인슐린 저항성을 낮추기 위해 운동하고 식습관을 관리하는 방식과 비슷하다.

그렇다면 이제 동화작용 저항성을 이해하고 이를 극복하는 방법을 찾아서 겨울잠을 자러 들어간 근육을 깨우는 방법을 알아보자.

근육을 깨우는 방법 1: 류신

텍사스 주립대 블레이크 라스무센Blake B Rasmussen 교수와 연구진이 30대 성인과 70대 성인에게 다리 운동을 시킨 결과, 70대 성인의 근육은 거의 자라지 않았다는 사실을 확인했다.[2] 이는 앞서 언급한 연구 자료와 일치하는 결과로, 동화작용 저항성의 살아 있는 예시다. 그런데 이후 연구진이 특정 단백질을 섭취하게 한 후 운동을 시켰더니, 다음 그래프에서 볼 수 있듯이 근성장이 젊은 사람들보다 더 많이 일어났다. 이는 마치 자고 있던 근육을 알람시계로 깨운 셈으로, 70대 근육이 30대처럼 회복된 것이다. 이 특정 단백질에서 가장 중요한 역할을 한 것은 바로 류신이라는 필수 아미노산이었다.

1818년 프랑스 화학자 조제프 루이 프루스트 박사가 발견한 류신은 근성장을 촉진시키는 역할을 한다. 덴마크에서 진행

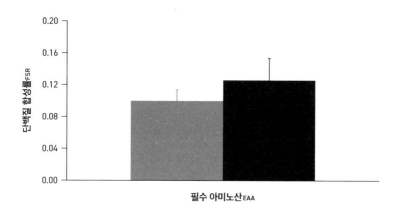

운동 후 필수 아미노산 섭취에 따른 단백질 합성률 변화

된 한 연구에서는 6년 동안 65세 이상 시니어를 추적한 결과, 류신 복용량이 높을수록 제지방량이 증가한다고 밝혔다.[3] 류신을 가장 많이 섭취한 그룹(7.1g/d)은 6년 동안 제지방량을 유지할 수 있었지만, 류신 섭취가 적은 그룹은 제지방량이 감소했다($p = 0.03$). 식단에서 류신이 더 많았던 그룹은 1.5kg 정도 더 높은 제지방량을 보였다. 참고로 동화작용 저항성이 없었던 젊은 사람들에게는 류신이 추가되어도 제지방량의 차이는 큰 의미가 없었다.

다음 연구에서 더욱 획기적인 결과가 나타났다.[4] 130명의 근감소증 진단을 받은 80대 어르신들을 대상으로 한 무작위 대조군 임상시험에서 12주 동안 운동을 진행했다. 플라시보를 복용한 그룹은 0.9kg의 근육량이 감소한 반면, 4g 류신을 섭취한 그룹은 제지방량 증가(p<0.001), 상대적 골격근량 증가(p=0.009), 악력 증가(p=0.001) 등 여러 지표에서 류신의 효능이 입증됐다. 가장 놀라운 점은 70%의 환자들이 근감소증에서 벗어날 수 있었다는 것이다.

한국에서도 비슷한 결과가 있었다.[5] 서울아산병원 노년내과에서 시니어 187명을 대상으로 6개월간 운동과 유청 단백질 속 류신을 섭취하도록 한 결과, 근감소증 유병률이 149.2%에서 31%로 약 18% 줄어들었다. 이때 중요한 점이 있다. 류신을 섭취하여도 운동을 생략하면 효과가 떨어진다는 사실이다. 동화작용 저항성을 이기는 유일한 방법은 류신과 근력 운동을 병행하는 것이다.

하루 적절한 류신 섭취량은 얼마일까?

그렇다면 내 근육을 깨우는 류신은 얼마나, 또 어떻게 섭취해야 하는 것일까? 소고기, 돼지고기, 두부, 생선, 콩과 같은 식품에는 류신이 얼마나 포함되어 있는 것일까? 시중에는 류신을 포함한 단백질 파우더도 볼 수 있는데, 그렇다면 영양 보조제를 따로 구매해 섭취해야 하는지에 대해서도 함께 살펴보자.

우리 몸은 여러 아미노산을 생성하는 능력을 가지고 있다. 그러나 류신과 같은 아미노산은 체내에서 자연적으로 생성되지 않으므로 음식을 통해 섭취해야 한다. 이러한 아미노산을 필수

동물성 단백질 식품에 포함된 류신 함유량

종류 (100g)	소고기	돼지갈비	닭가슴살	연어	참치	계란	유청 단백질분말
류신 함유량	2.9g	2.2g	2g	2.0g	2.4g	1.0g	8.6g

식물성 단백질 식품에 포함된 류신 함유량

종류 (100g)	병아리콩	렌틸콩	땅콩	호박씨	참깨	대두	단단한 두부
류신 함유량	0.6g	0.6g	1.5g	2.4g	1.3g	3.2g	1.4g

· 출처: 미국 농무부 영양 정보

아미노산이라고 부른다. 필수 아미노산 중에서 가지사슬 아미노산BCAA에 속하는 류신, 아이소류신, 발린 가운데 류신이 가장 중요하다. 즉, 단백질을 구성하는 20개의 아미노산 중에서도 류신이 가장 중요한 역할을 한다.

필립스 교수는 다음과 같이 류신 섭취량을 권장한다. 활동량이 부족한 18~64세 성인이나 65세 이상의 고령자에게는 끼니마다 34g의 류신을 섭취할 것을 권장하며, 일정 수준 이상의 신체 활동을 하는 18~64세 성인에게는 식사마다 23g의 류신을 섭취하는 것이 바람직하다고 제시하고 있다. 위의 도표를 참고하여 류신이 포함된 식품과 류신 함량이 높은 단백질 식품을 살

퍼보자.

류신이 포함된 단백질의 종류를 비교해보면, 식물성 단백질보다 동물성 단백질에 류신이 더 많이 포함되어 있다는 사실을 알 수 있다. 이 도표는 식품 100g을 기준으로 정리한 내용이다. 예를 들어, 호박씨와 대두는 류신을 다량 함유하고 있지만, 이들을 100g씩 섭취하려면 밥 한 공기 분량을 먹어야 하므로 현실적으로 어려운 면이 있다. 반면에 소고기 100g은 일반적인 한 끼 식사로 섭취하기에 적당한 양이다. 이는 동물성 단백질만을 고집하라는 의미가 아니다. 고기, 생선, 계란, 견과류, 통곡물 등을 고루 섭취하여 균형 잡힌 식단을 유지하자는 의미다.

서울아산병원 노년내과와 현대그린푸드가 공동 개발한 그리팅 제품은 고령자들이 씹고 삼키기에 편하도록 부드럽게 제조되었을 뿐만 아니라, 단백질 함량이 높고 류신 함유량에도 세심한 주의를 기울인 제품이다. 예를 들어, '더 부드러운 소고기 장조림' 제품은 류신 2.4g을 함유하고, '수삼삼계죽' 제품은 2g의 류신을 포함한다.

또한 치아 건강이 좋지 않거나 입맛이 떨어진 고령자, 삼킴 장애가 있는 어르신들을 위해 단백질 파우더 제품도 출시하고 있다. 특히 유청 단백질 파우더는 류신이 풍부하게 포함되어 있어 근감소증 치료에 효과적이다. 유청 단백질은 우유를 끓여 치즈를 만든 후 남은 맑은 액체인 유청에서 단백질 성분만을 추출

식품에 포함된 단백질 함유량

종류	소고기 안심 (100g)	삼겹살 (100g)	닭가슴살 (100g)	연어 (100g)	계란 (1개)	요거트 (1컵)
단백질 함유량	26g	22g	22g	23g	6g	17g

하여 만든 것이다.

하루 적절한 단백질 섭취량은 얼마일까?

단백질 이야기가 나왔으니, 류신뿐만 아니라 하루에 섭취해야 할 단백질 양에 대해서도 잠시 다뤄보자. 앞서 소개한 40대 심장의 소유자인 93세 리처드 모건 씨의 식단을 살펴보자. 74.8kg의 몸무게를 유지하는 그는 하루에 110g의 단백질을 섭취한다. 해당 연령대의 1일 권장 섭취량은 체중 1kg당 1.2~1.6g으로 그는 1.47g의 단백질을 섭취하고 있는 셈이다. 110g의 단백질이 얼마나 많은지를 이해하기 위해 위의 도표를 참고하여 이해해 보자. 도표에 나열된 단백질의 총합은 116g이다. 즉, 리처드 모건 씨는 하루에 도표에 나열된 모든 식품에서 단백질을 섭취한 것과 같다.

한인 어르신 환자 분들을 진료할 때 식습관을 여쭤보면, 많은 분들이 일주일에 2~3번 정도는 고기나 생선을 드신다고 한다. 실제로 대한민국 국민영양조사에 따른 60대 이상의 단백질 섭취 현황을 살펴보면, 남성의 47.9%, 여성의 60.1%가 단백질 섭취 부족에 해당한다. 한국영양학회에서는 식품에 포함된 영양소에 따라 식단을 구성하는 것을 권장하며, 곡류는 매일 2~4회, 고기·생선·달걀·콩류는 매일 3~4회, 채소류는 매끼 두 가지, 과일류는 매일 1~2개, 우유 및 유제품류는 매일 1~2가지 정도 섭취할 것을 권장하고 있다.

단백질을 하루에 1.2g/kg으로 섭취한다고 할 때, 하루 세 끼를 먹는다면 각 식사에서 0.4g/kg씩 섭취하는 것이 좋다. 이는 한 끼 식사에서 흡수 가능한 단백질 양에 한도가 있기 때문이다. 즉, 65kg 성인이라면 한 끼에 26g의 단백질을 섭취하는 것인데, 앞의 표에서 제시한 소고기 100g의 단백질 양과 일치한다.

근감소증이 심한 환자에게는 수면 전 단백질 섭취가 좋은 방법이 될 수 있다. 이는 운동 선수들이 밤 사이 발생할 수 있는 근손실을 막기 위해 자주 사용하는 방법이기도 하다. 네덜란드에서 진행된 연구에 따르면, 70대 시니어들에게 수면 전에 단백질을 섭취하도록 했을 때, 밤 사이 근섬유 단백질 생성률이 단백질을 섭취하지 않은 그룹에 비해 31% 더 높았다.[6] 하지만 만약 역류성 식도염이 있는 경우라면 소화를 늦추는 단백질은 피하는 것이 좋으며, 그렇지 않다면 취침 2시간 전까지 단백질을 섭취하는 것을 권장한다.

퍽퍽한 식감 때문에 고기를 피하게 된다면

진료를 하다 보면 고기의 퍽퍽한 식감을 꺼려하는 환자들을 자주 만난다. 한국인들은 기름이 좋지 않다는 인식 때문에 고기를 먹을 때 기름을 모두 제거한 후 섭취한다. 물론 동물성 기름을 과도하게 섭취하는 것은 좋지 않지만, 이를 완전히 없애버리면 고기가 지나치게 질겨지고 식감이 불쾌해진다.

여기에서는 고기의 퍽퍽한 식감을 싫어하는 사람들을 위해 동물성 단백질을 섭취하면서 맛과 식감을 개선할 수 있는 몇 가지 대안을 제시하고자 한다. 이러한 방법은 단백질 섭취를 더 즐겁고 효율적으로 만들어, 필요한 영양소를 보충하는 데 도움이 될 것이다.

1. 부드러운 식감의 단백질 선택

생선: 연어나 참치 같은 지방이 풍부한 생선은 부드럽고 촉촉한 식감을 제공한다. 찜, 조림, 구이 등 다양한 요리법으로 즐길 수 있다.

동그랑땡: 간고기를 사용하고 계란으로 덮어 만든 동그랑땡은 단백질 덩어리라고 할 수 있다.

새우+계란+순두부: 이 세 가지 단백질 재료를 조합하고 적절한 양념을 곁들이면, 연하고 부드러운 식감을 즐길 수 있는 고단백질 식사를 할 수 있다.

달걀: 삶거나 스크램블, 오믈렛으로 요리해 부드럽게 섭취할 수 있다. 특히 달걀은 소화가 잘되고, 아침 식사에 적합한 고품질 단백질 식품이다.

연한 닭고기: 닭 가슴살 대신 닭 다리살이나 안심 부위를 선택하면 부드러운 식감을 즐길 수 있다. 요리를 할 때 육수를 추가하거나 저온 조리법을 사용하면 퍽퍽함이 줄어든다.

2. 요리 방법을 활용한 개선

퍽퍽한 식감이 싫다면 삶는 방법은 피한다: 소고기를 삶게 되면, 삶는 과정 중에 소고기 사이에 있는 지방이 녹아 빠져나가면서 고기 자체는 건조해지고 퍽퍽해진다.

수비드: 수비드 조리법은 식재료를 진공 포장한 후 일정한 온도의 물에서 천천히 익히는 저온 조리법이다. 다소 번거롭고 수비드 전용 기계를 구입해야 하는 불편함이 있지만, 저온에서 천천히 조리함으로써 고기의 수분을 유지하여 부드러운

천천히 나이 드는 법

식감을 제공한다.

고기를 구워먹는다: 마블링이 잘 되어 있는 고기를 불판에 살짝 구워서 먹으면 고기 속에 남아 있는 지방이 녹아 부드러운 식감을 유지할 수 있다.

마리네이드: 고기를 레몬즙, 요구르트, 와인, 간장 등의 산성 성분이 포함된 소스에 재워두면 단백질이 분해되어 고기가 부드러워진다.

3. 소스와 곁들여 먹는다

치미추리 소스: 고기와 완벽하게 어울리는 소스 중 하나로, 고기의 풍미를 한층 돋우고 촉촉함을 더해준다. 아르헨티나와 우루과이 요리에서 유래된 이 소스는 허브, 올리브 오일, 마늘, 레몬즙, 소금, 후추를 기본으로 한다. 고기와 함께 곁들임으로 맛과 영양의 균형을 맞출 수 있다.

참기름+소금+후추: 흔히 한국식 식사에 나오는 소스로, 참기름이 고기의 질감을 부드럽게 해준다.

요거트 허브 소스: 상큼하고 부드러운 소스로, 특히 닭고기와

양고기에 잘 어울린다. 그릭 요거트, 신선한 허브, 마늘, 올리
브 오일, 케퍼즙, 소금, 후추를 써서 만든다. 이 소스는 고기
의 맛을 부드럽게 해주면서 상큼한 풍미를 더해준다.

근육을 깨우는 방법 2: 근력 운동

류신이 동화작용 저항성의 첫 번째 치료제였다면, 두 번째
치료제인 근력 운동에 대해 살펴 보자.

근육 합성 경로의 시발점이자 핵심인 엠토르mTOR, mammalian
target of rapamycin 경로의 활성화는 류신과 근력 운동을 통해 이루어
진다. 근력 운동을 하면, 근육은 류신에 대해 48시간 민감해지는
것으로 알려져 있다.[7] 즉, 류신과 근력 운동은 서로 상호작용하
며 근육 성장에 중요한 역할을 한다.

근력 운동이 중요하다는 사실은 모두 잘 알고 있지만, 이를
실제로 실천하는 것은 쉽지 않다. 많은 시니어 환자 분들에게 근
력 운동에 대해 강조하며 설명해 드려도 다음에 내원할 때 보면
이를 실천하신 분은 많지 않다. 그럼에도 불구하고 몇몇 분들은
근력 운동을 배우고 실천한 후, "허리와 무릎 통증이 줄었어요",
"목 디스크 수술을 피할 수 있었어요"라는 긍정적인 피드백을
준다. 왜 많은 사람들이 근력 운동의 중요성을 알면서도 실천하

천천히 나이 드는 법

기는 어려워하는 걸까?

습관을 바꾸는 과정은 단계별로 진행된다. 근력 운동을 시작하는 것은 금연과 비슷하다. 흡연으로 인한 질병에 대해 잘 알고 있음에도 담배를 끊는 것은 생각만큼 쉽지 않다. 마찬가지로 근감소증에 대해 많이 알고 있지만, 실제로 근력 운동을 실천에 옮기는 데는 어려움이 있다. 이러한 상황은 변화 단계 이론에서 '계획 단계'에 해당한다. 이 단계에 있는 사람에게는 "근력 운동을 하세요"라고 말하는 대신, "근력 운동을 이렇게 시작하면 됩니다"라고 구체적인 방법을 제시해야 한다. 즉, 근력 운동을 어떻게 시작해야 할지에 대한 간단하고 실용적인 방법을 알려줘야 '이렇게 하면 되는구나'라는 생각을 하게 되고, 점차 실천으로 이어질 수 있다.

따라서 이번 장에서 핵심적으로 살펴 볼 내용은 근육을 유지하고 또 키우기 위해 근력 운동을 얼마나 자주, 그리고 어떻게 해야 하는가이다. 다만 이 책은 운동 동작을 하나하나 소개하려는 것이 아니라, 의학적 근거를 바탕으로 근력 운동을 할 때 효과적인 전략을 세울 수 있도록 돕는 것이 목표다. 중간중간 운동 동작을 소개하겠지만, 각 개인에게 적합한 운동 동작은 헬스 트레이너나 물리치료사에게 지도를 받는 것이 바람직하다.

초보자들이 반드시 알아야 할 두 개념

근육 성장의 가장 기본적인 원지으로는 '오버로드 원치'가 '초과회복'을 꼽는다.

근육은 평소에 사용하는 부하 이상을 받으면, 그 부하를 견딜 수 있도록 운동 능력을 향상시키려는 생리적 기능을 가진다. 예를 들어, 최대 70kg의 바벨을 들던 사람이 75kg의 바벨을 들려고 시도하면, 근육은 75kg의 부하에 적응하기 위해 운동 능력을 향상시키려 한다. 이러한 현상을 오버로드 원칙이라고 한다.

초과회복은 운동으로 소모된 체력이 영양 보충과 휴식을 통해 서서히 회복되며, 운동 전보다 더 높은 수준에 도달하게 되는 과정을 의미한다.

초보자들이 자주 하는 실수가 바로 오버로드 원칙과 초과회복 개념을 잘 알지 못한 채 운동을 시작하는 것이다. 그러면서 근육이 단련되지 않거나 효과가 미미하다며 답답해하는 경우가 많다. 오버로드 원칙을 제대로 적용하지 못하면 점진적으로 과부하를 주지 않고 같은 무게로 운동을 반복하게 된다. 예를 들어, "맨몸 스쿼트를 100개 했어요"라고 말하는 환자들을 자주 접하게 되는데, 사실 근성장을 이루려면 맨몸으로 100개를 하는 것보다는 물통이나 아령을 추가해 운동하는 것이 훨씬 효과적이다.

초과회복의 개념을 이해하지 못하는 경우도 많다. 근력 운동

운동 전후 근육의 변화

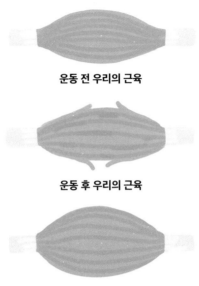

운동 전 우리의 근육

운동 후 우리의 근육

휴식 후 우리의 근육

후에는 충분한 단백질 섭취와 충분한 수면이 필요하다. 이를 통해 기존 근육을 초과하는 초과회복이 일어나야 근육이 성장한다. 물론 과부하를 주지 못했다면 초과회복이 일어나지 않으며, 그 결과 근육이 자라지 않는다. 일상생활과 크게 다르지 않은 운동만 했다면, 그 운동의 효과는 내 몸의 기존 상태를 유지하는 데 그칠 뿐이다.

근력 운동은 얼마나 자주 해야 할까?

2024년의 메타분석 연구 결과에 의하면 근력 운동은 일주일에 30분에서 60분씩 했을 때 장수에 가장 큰 영향을 미친다고 한다.[8] 구체적으로 근력 운동은 사망 원인과 관계없이 사망률을 10~17%까지 감소시키는 효과가 있었다. 또한 이보다 더 많은 근력 운동을 수행했을 때는 추가적인 이득이 나타나지 않고, 오히려 효과가 정체되는 플래토 현상이 발생한다.

하버드대 의과대학의 이민 리I-Min Lee 교수는 이러한 연구 결과에 동의하며, 우리가 운동을 할 때 주요 근육 그룹을 잘 잡아 줘야 한다고 강조한다. 주요 근육 그룹이란 하체 근육, 둔근, 등 근육, 복근, 흉근, 어깨, 팔 근육을 뜻한다. 그럼 어떻게 일주일에 두 번, 30분 정도만 근력 운동을 하면서 이 근육 그룹을 다 잡아 줄 수 있을까?

잠깐 요리에 대해 이야기해보자. 나는 코로나 시기에 외식을 하지 못해 답답한 마음에 요리를 배워보기로 결심했다. 그 당시 내 요리 실력은 라면만 끓이는 수준이었고, 다른 음식을 하려면 레시피를 반드시 참고해야만 했다. 그러던 중 이탈리아의 미슐랭 2스타 레스토랑 셰프가 유튜브 채널을 개설했다. 그 채널을 통해 올리브 오일 사용법, 만타까레 만드는 법 등을 배웠다. 또 다른 유튜브 채널에서는 스테인리스 팬 사용법과 불 조절에 대해 배웠다. 셰프 친구에게 내 칼질 영상을 보여주며 조언을 구

　　　　　　　　　천천히 나이 드는 법

하고, 직접 만나서 옆에서 보조를 받으며 요리를 배우기도 했다. 그 결과, 하나의 요리를 만드는 데 1시간 정도 걸리던 것이 이제는 파스타 같은 간단한 요리는 30분 내로 완성할 수 있게 되었다. 또 레시피 없이도 어느 정도 요리를 할 수 있게 되었다.

주요 근육 그룹을 30분 내에 잡아주는 방법도 유사하다. 요리할 때 레시피만 보고 따라 하면 나중에 응용할 수 없듯이, '근력 운동을 이렇게 하세요'라는 책자나 '이런 운동을 따라 해보세요'라는 유튜브 영상만 보고 따라 하면, 나중에 응용하기 어려운 것이다. 하지만 근력 운동의 기본기를 차근차근 배운다면, '운동 레시피' 없이도 내가 어떻게 운동 계획을 세울지 점차적으로 알게 된다.

근력 운동은 그 체계를 조금만 이해하면 짧은 시간 내에 효과적으로 끝낼 수 있다. 나는 근력 운동을 배우는 과정에서 의대에서 배운 해부학 지식을 접목시키고, 운동 생리학을 연구하며, 물리치료사와 카이로프랙터(척추 교정 전문가) 친구들에게 기본적인 재활 운동을 배웠다. 그 후 박사 학위를 준비하는 동안 헬스 트레이너를 만나 본격적으로 운동을 배우게 되었다. 땀이 비처럼 나는 운동보다는 근성장 최적화를 목표로, 자세 하나하나를 조정하며 천천히 배워 나갔다.

근력 운동을 할 시간과 여유가 충분히 있다면 헬스장에 가서 운동하는 것이 가장 좋다. 그러나 바쁜 일상생활과 사회 활동으로 헬스장에 갈 시간이 부족할 수 있다. 이럴 때는 집에서 할 수 있는 근력 운동들로 시각해보자. 집에서 꾸준히 근력 운동을 하면 자연스럽게 자세가 좋아지고, 일상생활에서 에너지가 생기는 것을 느끼게 될 것이다. 그렇다면 집에서 할 수 있는 주요 근육 그룹을 공략하는 운동을 알아보자.

엉덩이 기억상실증에 걸리다

우리는 모두 재테크를 할 때 투자 대비 수익률ROI이 가장 높은 곳에 투자하길 원한다. 그렇다면 운동을 재테크처럼 생각할 때, 신체 근육 중 어디에 투자하는 것이 가장 높은 ROI를 이룰 수 있을까? 이 질문에 많은 사람들이 하체라고 생각한다. 그래서 걷기 운동이나 발 뒤꿈치 들기 동작을 자주 한다. 또한 "가장 중요한 운동을 하나만 꼽는다면 무엇인가요?"라는 질문에는 스쿼트를 꼽는다. 물론 이는 틀린 답은 아니다.

하지만 해부학적으로 관점을 바꿔 생각해보자. 우리 몸에서 가장 큰 근육은 어디일까? 그것은 바로 '엉덩이 근육'이다. 등 근육이나 허벅지 근육도 크지만, 엉덩이 근육이 가장 크다. 이 근육은 우리 몸에서 중요한 역할을 한다. 그런데 우리는 이 근육을 도대체 언제 사용하고 있을까? 이 질문을 환자들에게 물어보면

천천히 나이 드는 법

엉덩이 근육의 구조

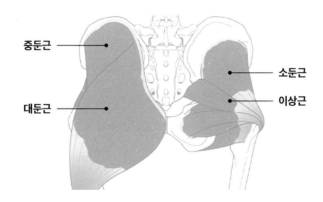

중둔근

소둔근

이상근

대둔근

종종 농담 삼아 옷맵시가 나도록 혹은 화장실에 가는 것을 참을 때 사용한다고 답하는 경우가 많다.

정말 그러할까? 엉덩이 근육의 기본 기능에 대해 알아보자. 엉덩이 근육은 대둔근, 중둔근, 소둔근으로 이루어져 있다. 대둔근은 하지를 뒤쪽으로 당기고 고정시키는 역할을 한다. 중둔근은 보행 시 골반을 안정화하는 역할을 하며, 소둔근은 고관절이 흔들리지 않도록 잡아주는 역할을 한다. 이처럼 엉덩이 근육은 우리가 움직이고 균형을 잡는 데 중요한 역할을 한다.

아들이 한 살이 되어 걸음마를 시작했을 때, 아들은 보행기를 손으로 잡고, 앞으로 살짝 수그려 허리와 허벅지 힘을 사용하여 걸어 다녔다. 그러나 제대로 걷기 시작한 이후에는 엉덩이에 힘이 들어가는 자세를 취하게 된다. 이 과정을 보면 엉덩이 근육은 허리와 상체를 받쳐주고, 보행 시 사람을 앞으로 밀어주며, 앉은 자세에서 일어날 때 사용된다는 것을 알 수 있다.

그런데 나이가 들면서 엉덩이 근육이 단련되지 않으면 어떻게 될까? 대부분의 어르신들이 어떻게 보행을 하고 있는지 생각해 보길 바란다. 대둔근이 약해지면 보행 시 고관절이 제대로 펴지기 힘들고, 엉덩이 근육 대신 허리 근육을 사용하게 된다. 엉덩이에 실려야 할 부하가 허리에 장기간 가해지면, 척추가 휘고 요통과 허리 디스크까지 생길 수 있다. 허리 통증을 호소하는 환자들의 공통적인 현상으로 대둔근이 약한 것을 볼 수 있다. 또한 중둔근과 소둔근이 과하게 수축하여 근육이 뭉치고 효율적으로 사용되지 못하며, 제대로 힘을 쓰지 못한다.

이렇게 엉덩이 근육이 약해지면 골반의 균형이 무너지고 고관절의 안정성이 떨어진다. 그 결과, 지팡이를 사용하게 되며, 엉덩이가 받쳐줘야 할 힘이 허리와 무릎으로 가게 된다. 그로 인해 쉽게 허리 통증과 무릎 통증이 찾아온다.

오늘날 엉덩이 기억상실증*이라는 말이 생길 만큼 엉덩이 근육이 약해지고 활성화되지 않은 상태가 젊은 사람들 사이에서도 자주 나타난다. 엉덩이 기억상실증은 앉은 자세로 오래 생활

---

* 엉덩이 기억상실증은 엉덩이 부위에 힘을 쓰는 방법을 잊어버리는 현상을 의미한다. 다른 말로는 '대둔근·햄스트링 조절 장애'라고 한다.

하는 사람에게 많이 나타난다. 공부하고, 일하고, 운전하고, 지하철 타고, 식사할 때 우리는 다 앉아 있다. 나도 예외가 아니다. 로스앤젤레스에 살며 하루에 기본 한 시간은 운전석에 앉아 있고, 진료를 볼 때나 차트를 정리할 때도 앉아 있다. 흥미로운 점은 엉덩이 기억상실증 환자들을 진료해보면 모두 종아리가 뭉쳐 있고 쥐가 잘 난다고 한다. 이들 중에는 걷기 운동을 한다고 하루에 7,000보, 1만 보씩 걷는데 엉덩이 근육이 활성화되지 않은 상태로 걷다 보니 종아리만 혹사시키는 것이다. 밤에 종아리에 쥐가 잘 나면 잠을 설치게 되고, 수면의 질 역시 떨어진다.

엉덩이 근육이 작은 것은 당뇨병과도 큰 연관성이 있다. 우리 몸에서 가장 커야 하는 엉덩이 근육이 크지 않다면, 당 대사에 오류가 생겨 인슐린 저항성이 생기고, 당뇨전 단계에 이를 수 있다.

이처럼 엉덩이 근육이 약해지면 삶의 질이 저하될 뿐만 아니라 수명에도 영향을 미칠 수 있다. 2020년 한 연구에서 허벅지 둘레가 1cm 더 클수록 총사망률은 4%, 심혈관질환 사망률은 6% 증가한다고 발표했다.[9] 이 연구는 2만 명을 대상으로 15년 동안 역학조사를 진행한 결과로, 허벅지 둘레와 사망률 간의 연관성을 찾기 위해 실시된 것이다. 허벅지 둘레는 엉덩이 근육과 밀접한 연관이 있다. 허벅지가 두껍고 엉덩이가 빈약한 사람은 드물며, 이 두 근육은 항상 함께 운동된다.

엉덩이 근육을 키우는 세 가지 방법

그렇다면 어떻게 해야 엉덩이 근육을 단련시킬 수 있을까? 먼저 앉아 있는 시간을 줄이고 적극적으로 움직여야 한다. 그다음 엉덩이 근육을 단련하는 운동을 병행하면 더욱 효과적이다. 엉덩이 근육을 운동할 때는 허벅지와 복근도 함께 사용된다. 하지만 하나를 선택해야 한다면, 엉덩이 근육을 중심으로 단련하는 운동이 더 효과적이다. 왜냐하면 허벅지가 더 발달한 상태에서 엉덩이에 힘이 없다면 허리 통증이 발생할 수 있기 때문이다. 엉덩이를 중심으로 운동하면 허리도 보호되고, 허벅지 근육도 함께 강화된다. 그렇다면 이제 집에서도 쉽게 할 수 있는 세 가지 엉덩이 근육 운동을 알아보자.

첫째, 양치질 후 다리 뒤로 빼기 운동이다. 양치질을 마친 후 바로 시작할 수 있다. 동작은 간단하다. 세면대를 잡고 한쪽 다리를 뒤로 빼는 것이다. 다리를 뺐을 때 엉덩이에 힘이 들어가는 느낌이 들면 3초간 유지하고, 다시 원위치로 돌아온다. 아침과 저녁에 양치질을 할 때 양쪽 엉덩이에 각각 10번씩 하면 된다. 아침에 일어나 엉덩이 근육을 깨우며 하루를 시작하고, 또 저녁에 마무리하는 것이다. 이 운동은 균형을 유지하기 위해 한쪽 다리에는 힘이 들어가고, 다른 쪽 다리는 뒤로 빼면서 엉덩이 근육을 자극하므로 두 가지 주요 근육 그룹을 동시에 단련할 수 있다.

천천히 나이 드는 법

둘째, 의자에서 일어나기 운동이다. 식탁 의자와 같이 네 다리로 잘 고정된 의자에 앉아, 그 자리에서 일어나는 동작이다. 이는 일반 스쿼트의 초보자 단계 운동이다. 스쿼트는 하체, 엉덩이, 코어와 등 근육을 모두 사용하는 전신 운동이다. 이 운동에서 엉덩이가 처음 일어날 때 힘이 들어가는 느낌을 제대로 느끼는 것이 중요하다. 그 느낌을 끝까지 유지하며 자리에서 완전히 일어날 때까지 계속해서 집중한다. 여기서 주의할 점은 무릎이 발목과 정렬되어야 한다는 것이다. 여성 환자들은 다리를 모으고 앉는 사회적 습관 때문에 무릎은 모으고 발목은 벌어져 있는 자세를 자주 보이는데, 이 자세로 운동을 하면 무릎 안쪽에 있는 반달연골이 손상될 수 있다.

양치질 후 다리 뒤로 빼기 운동을 아침과 저녁에 했다면, 의자에서 일어나기 운동은 낮에 집이나 일터에서 할 수 있다. 다만, 바퀴 달린 의자에서는 다시 앉을 때 의자가 움직여 넘어질 위험이 있으므로 주의해야 하고, 푹 꺼지는 소파에서 이 운동을 하면 일어서기가 너무 힘들어 반복하기 어려울 수 있으니 유의하길 바란다.

셋째, 힙 브릿지 운동이다. 이는 아침에 일어나 침대에서 나오기 전에 하면 좋다. 방법은 누운 상태에서 다리를 오므리고, 엉덩이를 들어준다. 이때 중요한 점은 배와 허리를 올리는 것이 아니라 엉덩이를 올려 대둔근을 끝까지 조여주는 것이다.

이 세 가지 운동이 익숙해지면 걸을 때 발을 딛고 있는 쪽 엉덩이 근육에 힘이 들어가는 것을 느낄 수 있고, 서 있을 때에도 양쪽 엉덩이에 살짝 긴장이 감도는 느낌을 경험할 수 있다. 이런 상태가 되면 전반적으로 일상생활에 더 활력이 생기게 된다. 추가적으로, 축 처진 엉덩이가 아닌 탄력 있는 엉덩이를 만들게 되어 옷맵시도 좋아진다.

이러한 간단한 엉덩이 운동을 통해 근육이 활성화되면, 이제 스쿼트나 힙 어덕션(엉덩이 외전 운동)을 포함해 다양한 방법으로 엉덩이 근육을 키울 수 있다.

모든 것은 악력에서 시작된다

아침에 일어나 양치를 할 때 칫솔을 꼭 쥐는 것, 미끄러운 비누를 잡는 것, 커피잔을 들 때 등 우리 일상의 많은 부분은 모두 악력에서 시작된다. 악력은 잡기, 누르기, 으깨기, 회전하기, 꼬집기뿐만 아니라 물건을 잡고 당기거나 들어 올리는 데도 필수적이다. 만약 이러한 악력이 약하다면 일상생활에서 많은 불편을 겪게 되며, 결국 다른 사람의 도움을 의지해야 한다.

악력을 평가하는 것은 개인의 근력 상태를 알아볼 수 있는 가장 간단하고 정확한 지표이다. 악력의 중요성을 잘 보여주는

나이에 따른 악력의 변화

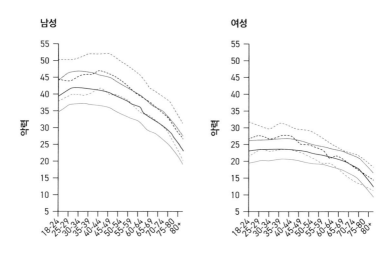

* 출처: 남성(A)과 여성(B)의 악력 분포. 점선은 이탈리아, 실선은 대한민국을 나타낸다. 회색 선은 75백분위수, 검은색 선은 50백분위수, 파란색 선은 25백분위수를 의미한다.

예는 근감소증 진단 과정이다. 근감소증을 진단할 때, 첫 번째 질문이 바로 악력이다.[10] 만약 악력이 정상이라면, 나머지 근감소증 관련 질문에 대답할 필요가 없을 정도로 악력은 중요한 역할을 한다. 또한 근감소증 외에도 영양 불량 평가, 심장 부하 검사, 큰 수술의 예후 평가, 궤양성 대장염 환자의 근력 평가 등 악력을 활용하는 의학 분야는 매우 많다.

악력은 몇 가지 질환과도 연관성이 있다. 고지혈증, 고혈압, 당뇨와 대사증후군, 만성신장질환, 비타민 D 부족증 등이 바로 그것이다. 나아가 악력은 개인의 미래 건강 상태, 심지어 사망률까지 예측할 수 있는 중요한 지표로, 연구에 따르면 악력이 5kg씩 낮아질 때마다 사망 위험미가 16%씩 증가한다는 결과가 있다.[11]

또한 악력이 약하면 손가락에 퇴행성 관절염이 발생할 수 있다.[12] 예를 들어, 무거운 냄비 등을 설거지할 때 힘을 잘못 주면 손가락 끝마디 관절에 과도한 압력이 가해져 꺾이게 된다. 이런 방식으로 끝마디에 반복적인 부담이 가해지면, 관절이 손상되고 뼈가 비정상적으로 자라면서 퇴행성 관절염이 시작될 수 있다.

악력기 사용법

악력은 악력 측정기를 사용하여 측정할 수 있으며, 이는 쉽게 온라인에서 주문하여 손쉽게 평가할 수 있다. 측정할 때는 의자에 앉아 팔을 몸에 붙이고, 팔꿈치를 90도로 굽힌 상태에서 가능한 한 힘껏 당겨야 한다. 앞서 언급한 것처럼 악력의 기준은 나이와 성별에 따라 달라지므로, 설정을 맞춘 후 측정을 진행하면 된다.

또한 악력기를 사용하여 간단하게 악력을 단련할 수 있다. 많은 사람들이 악력기를 손가락 끝마디 관절에 놓고 잡는 경우가 많지만, 이는 바람직하지 않다. 손가락의 중간마디에 악력기를 놓고 사용하는 것이 훨씬 더 효과적이고 안전하다. 이렇게 하면 손가락과 손목에 부담을 줄이고, 올바른 방식으로 악력을 키울 수 있다.

손가락을 굽히는 근육은 마디마다 다르게 분포되어 있다. 끝마디를 굽히는 근육인 깊은손가락굽힘근, 중간마디를 굽히는 근육인 얕은손가락굽힘근, 첫마디 관절을 굽히는 벌레근은 각각 다르게 작용한다. 그런데 대부분의 잡는 동작은 끝마디를 먼저 굽히는 방식으로 시작된다. 예를 들어, 물컵의 손잡이를 잡을 때는 깊은손가락굽힘근이 주로 사용되고, 나머지 근육인 얕은손가락굽힘근과 벌레근은 상대적으로 덜 사용된다. 이와 같은 비균형적인 사용은 끝마디 관절에 과도한 부담을 주게 되어, 퇴행성 관절염이 주로 끝마디에 발생하는 원인이 된다.

중간마디를 관리하는 얕은손가락굽힘근이 끝마디를 관리하는 근육보다 훨씬 더 큰 근육량을 가지고 있다. 그렇기에 중간마디와 첫마디 관절을 굽히는 근육들을 단련해야 한다. 따라서 악력기를 사용할 때도 중간마디 또는 첫마디에 쥐고 단련하는 것이 바람직하다.

또한 상체와 하체 근력 운동을 할 때 악력을 함께 운동시킬 수 있다. 운동기구의 손잡이를 잡을 때 그립을 대충 잡지 말고, 앞에서 언급한 내용을 숙지하여 중간마디와 첫마디를 오므리는 것을 의식하며 잡아 보자. 이와 같은 방식으로 운동하면 손가락과 손목의 힘을 고르게 단련할 수 있다.

힘보다는 파워

나이가 들면 낙상 사고의 위험이 높아진다. 이를 예방하기 위해 여러 연구가 진행되고 있는데, 그중 흥미로운 연구를 소개하고자 한다. 2022년 조지아 주립대학교에서 발표된 연구에 따르면, '힘strength'보다 '파워power'가 낙상 예방에 더 중요하다.[13] 그렇다면 힘과 파워는 어떻게 다를까?

'힘'은 최대 근력을 의미한다. 즉, 얼마나 무거운 물건을 들 수 있는지를 나타내는 것이다. 반면에 '파워'는 물리학적 용어로 힘과 속도의 곱, 즉 근력과 근육 수축 속도의 결합이다. 쉽게 말해, '폭발적인 힘'을 말한다.

낙상에 파워가 힘보다 더 중요하다는 것은 매우 당연한 이야기이다. 낙상 시 균형을 잃는 상황에서 순간적으로 반응해야 하는데, 최대 근력인 힘만으로는 낙상에 적절히 대처하기 어렵다. 근육이 수축하는 속도까지 포함된, 즉 폭발적인 힘이 필요한 것이다.

그런데 우리는 보통 '폭발적인 힘'보다는 '일반적인 힘'을 기르기 위해 운동을 한다. 헬스장에서 근력 운동을 할 때 천천히 고강도 훈련을 하며 근성장을 준비하는 경우가 많다. 이때 전반적으로 힘이 세지지만 폭발적인 힘은 키워지지 않는다. 일반적인 힘이 필요 없다는 것은 아니다. 그에 못지않게 폭발적인 힘을 키워야 한다는 것이다. 그렇다면 어떻게 폭발적인 힘을 키울 수 있을까?

파워 트레이닝이 필요하다. 이는 근력 운동을 할 때 중량을 낮추고 여러 번 반복하며, 휴식을 짧게 가져가는 방식이다. 보통 최대 중량의 30~60% 수준으로 15회 이상 반복하고, 세트 사이의 휴식을 90초 미만으로 설정하는 것이 핵심이다.[14] 실제로 한 연구에서는 시니어들을 대상으로 파워 트레이닝을 실시한 결과, 근력, 체력, 파워가 모두 증가했다고 밝혔다. 이는 근육 섬유질 중 빠른 반응을 담당하는 제2형 근섬유가 파워 트레이닝을 통해 활성화되기 때문이다.

앞서 살펴본 유산소 운동을 할 때 고강도 인터벌 트레이닝을 해주는 것도 노화 예방뿐만 아니라 폭발적인 힘을 기르는 데 효과적이다.

발란스를 잡아라

발란스 운동은 근력 운동이나 유산소 운동만큼 중요하게 여겨지지 않는 경우가 많다. 그러나 발란스 운동은 신체의 안정성 및 전반적인 건강을 유지하는 데 필수적인 요소이다. 균형 감각은 일상적인 움직임에 기초가 되며, 발란스 운동은 이를 강화해 다양한 신체적 이점을 제공한다. 발란스 운동의 중요성은 크게 세 가지도 나누어 살펴볼 수 있다.

첫 번째로, 발란스 운동은 낙상을 예방하는 데 중요한 역할을 한다. 발란스 운동은 근육의 협응력과 반사 신경을 향상시켜 낙상 사고를 막는 데 도움을 준다. 미국 질병통제예방센터CDC에 따르면, 65세 이상의 사람들에게 낙상은 부상의 주요 원인으로, 골절이나 입원, 심리적인 위축 등 심각한 결과를 초래할 수 있다. 따라서 발란스를 유지하는 것이 건강과 생명을 유지하는 데에 중요한 역할을 한다.

발란스 운동은 단일 근육만 사용하는 것이 아니라, 몸 전체의 협응성과 신경 근육 조절 능력을 필요로 한다. 이를 통해 근육의 미세한 조절 능력이 향상되어, 일상에서 미끄러지거나 비틀거릴 때 등 갑작스러운 움직임에도 빠르게 반응할 수 있게 된다.

두 번째로, 발란스 운동은 자세를 개선하고 관절을 보호하는 데에 중요한 역할을 한다. 발란스 운동을 통해 복근과 허리 근육인 코어를 강화하면 척추 건강과 관절 안정성을 향상시킬 수 있다. 이로 인해 통증을 예방하고 자세를 개선할 수 있으며, 균형 잡힌 자세는 척추와 관절에 가해지는 불필요한 스트레스를 줄여준다. 또한 균형 훈련은 신체가 작은 흔들림에도 더욱 안정적으로 반응하도록 돕고, 낙상 시 충격을 최소화하며 빠른 회복을 돕는다.

셋째, 발란스 운동은 운동 수행 능력을 향상시킨다. 발란스 운동은 신체 협응성을 강화하고, 운동 중 부상을 예방하며, 다른 운동(예: 스쿼트, 달리기, 요가 등)에서 더 나은 결과를 얻을 수 있도록 돕는다. 특히 스포츠 활동을 즐기는 사람들에게 발란스 운동은 민첩성과 반응 속도를 높이는 데 중요한 역할을 한다.

마지막으로, 발란스 운동은 인지 기능과도 연결된다. 연구에 따르면 균형 잡기와 같은 운동은 신경계와 뇌의 연결을 강화하여 인지 기능과 반응 시간을 개선하는 데 도움을 준다. 이는 특히 나이가 들수록 치매와 같은 인지 저하를 예방하는 데 효과적이다.

이제 누구나 쉽게 따라 할 수 있으면서 효과적인 발란스 운동에 대해 알아보자.

발란스 운동 1: 버드독 운동

버드독bird dog 운동은 개dog가 네 발을 짚고 서 있는 자세와 새bird가 나는 것처럼 보이는 자세에서 유래된 동작으로, 필라테스와 요가 등에서 자주 사용되는 전신 운동이다. 이 운동은 코어 안정성, 척추 건강, 균형 감각을 향상시키는 데 효과적이다. 주로 복부 근육(복직근, 복사근), 허리(척추기립근), 둔근, 어깨, 다리 근육을 강화하며, 동작 중 신체 균형을 잡아야 하기 때문에 신경계와 근육 간의 협응력도 발달시킬 수 있다.

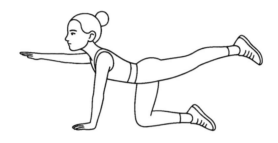

운동 방법은 매우 간단하다. 기본 자세로 매트 위에 네발 기기 자세를 취한다. 손은 어깨 바로 아래, 무릎은 엉덩이 바로 아래에 위치하도록 한다. 등을 곧게 펴고 복부를 살짝 당겨 척추를 안정화시킨다. 동작을 수행할 때에는 오른팔을 앞으로 쭉 뻗으면서, 동시에 왼쪽 다리를 뒤로 뻗는다. 몸은 평행을 유지하며, 뻗은 팔과 다리, 척추가 일직선을 이루어야 한다. 이 상태를 2~5초간 유지한 후, 천천히 시작 자세로 돌아온다. 반대쪽 팔과 다리로 같은 동작을 반복한다. 초보자는 각 방향으로 3세트 반복하며, 익숙해지면 유지 시간을 늘리거나 세트를 추가할 수 있다.

발란스 운동 2: 런지

언급한 엉덩이 근육의 역할 중 하나는 균형을 유지하는 것이다. 엉덩이 근육은 몸의 중심을 안정적으로 유지하고, 효율적으로 움직이도록 돕는다. 또한 노년기에 발생할 수 있는 낙상이나 중장년기에 발생하는 부상을 예방하는 데 중요한 역할을 한다. 특히 중둔근은 한쪽 다리로 서 있을 때 골반이 기울어지지 않도록 지지하는 역할을 한다. 우리가 보행할 때 일시적으로 한쪽 다리로 서게 되는데, 중둔근이 약하면 걸을 때마다 골반이 기울어지며, 신체의 무게가 골반과 허리로 비정상적으로 전달된다. 이로 인해 만성적인 허리 통증과 무릎 통증을 유발할 수 있다.

엉덩이 근육이 약하면 골반이 뒤로 기울어지거나 앞으로 기울어져 척추가 과도하게 굽거나 펴지게 된다. 이는 특히 계단을 오르거나 무거운 물건을 들 때 부상을 초래할 수 있다. 또한 발목과 무릎의 움직임에도 엉덩이 근육이 큰 영향을 미친다. 엉덩이 근육이 약하면 무릎이 안쪽으로 휘는 변형을 유발할 수 있으며, 이는 무릎 관절과 발목 부상으로 이어질 수 있다.

균형을 잡는 엉덩이 근육을 강화하는 데 매우 효과적인 운동은 런지Lunge 운동이다. 앞서 알아본 다리 뒤로 빼기, 의자에서 일어나기, 힙 브릿지 운동을 어느 정도 반복하여 단련된 상태에서 다음 단계로 시도해볼 수 있는 운동이 바로 런지이다. 초보자도 안전하게 할 수 있는 런지 운동 방법을 알아보자.

먼저 두 발을 어깨 너비로 벌리고 똑바로 선 상태에서, 벽이나 의자에 손을 대어 균형을 잡는다. 한 발을 뒤로 내딛는데 약 60~70cm 거리로 내딛는다. 앞쪽 무릎이 90도로 굽혀지고, 뒷

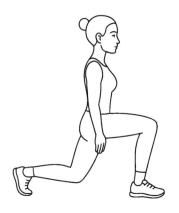

다리의 무릎이 바닥을 향해 낮아지도록 한다. 몸은 곧게 세운 상태를 유지하며, 상체가 앞으로 기울어지지 않도록 신경 쓴다. 상체를 다시 올리며 처음 자세로 돌아온다. 균형을 잡기 어렵다면, 처음에는 한 발을 뒤로 내딛고 그 자세를 고정한 상태에서 위아래로 움직이는 스플릿 런지로 연습하면 균형을 잡기가 더 쉽다.

그 외에도 한 다리로 균형 잡기 운동이 있다. 한 다리로 균형 잡기는 말 그대로, 한쪽 다리로 서서 균형을 유지하는 발란스 운동이다. 이때 처음에는 손으로 벽이나 의자를 잡고 하다가 점차 손을 떼고 시도해본다. 만약 10초 이상 버틸 수 없다면 낙상의 위험이 증가할 수 있다. 처음에는 10초를 목표로 연습하다가 점차 익숙해지면 20초를 목표로 하는 것이 좋다.

일자 걷기 자세

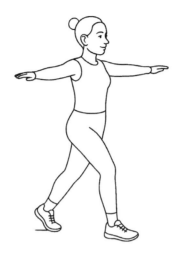

발란스 운동 3: 일자 걷기 운동

버드독 운동으로 코어를 강화시키고, 런지로 엉덩이 발란스를 잡으며, 한 다리로 균형을 잡았다면 이제 이것을 응용할 차례이다. 바로 일자로 걷기 운동을 하는 것이다. 이는 균형과 협응 운동으로, 한쪽 발꿈치를 다른 쪽 발의 발가락 앞에 두는 것을 말한다. 일자로 걷기 운동은 힘과 균형을 개선하는 데 도움이 될 수 있으며, 넘어질 위험을 줄이고 일상 활동을 수행하는 데 유용하다.

일자로 걷기 운동을 할 때는 한쪽 발을 반대쪽 발 앞에 놓으며 일자를 만들어 걷는데, 균형을 잡기 어렵다면 양팔을 벌리거나 벽을 잡으며 걷는 것도 좋다. 균형 감각을 깨워주는 동작이기 때문에 무리하게 운동할 필요는 없으며, 일상적인 생활 중에 가 ~~볍~~ ~~게~~ ~~기어는~~ ~~긴기~~ ~~빙법으로~~ ~~생삭하민~~ ~~좋다.~~ 그러나 일자로 과하게 걷다 보면 무게 중심이 무릎 안쪽에 실려 무릎 관절에 무리가 가면서 관절염이 생기기 쉽고, 다리가 'O'자 모양으로 휠 수 있으니 주의하며 해야 한다.

아령 운동에서 도르레 운동으로

근력 운동을 해야 한다고 환자들에게 권하면, 대부분 집에 있는 아령으로 운동하면 되느냐고 묻는다. 그럴 때 나는 진료실에 있는 알코올 병을 잡아 공중에 살짝 던지고 다시 손으로 받는다. 그러면서 중력의 원리로 인해 사물이 아래로 떨어지는 것을 보여준다. 아령이라는 운동 기구가 이러한 원리에 따라 작용한다는 사실을 설명하기 위함이다.

아령은 위로 올리는 운동에 적합하다. 예를 들어, 아령을 위로 올리는 어깨 운동이나 이두근을 키우는 동작을 하는 것은 적절하다. 하지만 다리 운동을 하려면 아령을 다리에 묶어야 하는데 이는 실용적이지 않으며, 등 운동을 위해 아령을 당기려면 업드린 상태에서 해야 함으로 불편할 뿐만 아니라 잘못된 자세로 부상을 입을 위험도 크다.

이러한 어려움을 해결해준 것이 바로 도르레다. 헬스장에는 다양한 무게의 아령과 도르레를 접목한 기구들이 있다. 도르레를 사용하면 중력이 위아래로만 작용하는 아령과 달리, 앞뒤 방향으로도 저항을 조절할 수 있다. 헬스장 기구들은 초보자들이 근력 운동을 부위별로 나누어 안전하게 할 수 있도록 설계되어 있다.

환자들에게 도르레를 이용한 안전한 운동 방법을 설명하며 "헬스장에서 사용해보세요"라고 권하면, 표정이 어두워지는 경우가 많다. 이는 헬스장이 생소하기 때문일 것이다. 나 또한 전문 트레이너에게 배우기 전까지는 헬스장에서 운동하는 것의 중요성을 잘 몰랐다. 이처럼 헬스장에 대한 막연한 두려움을 줄이려면, 각 구역의 역할과 활용법을 이해하는 것이 도움이 된다.

먼저 헬스장은 크게 세 가지 구역으로 나뉘어 있다는 점을 알아야 한다. 런닝머신과 실내 자전거가 있는 유산소 구역, 아령과 바벨이 있는 웨이트 트레이닝 구역, 그리고 초보자들이 가장 먼저 익숙해져야 할 운동머신 구역이다.

추천하는 한 시간 운동 루틴은 다음과 같다. 많은 사람들이 유산소 운동에만 지나치게 시간을 할애하는 경우가 많은데 이는 좋은 운동 방법은 아니다. 먼저 유산소 구역에서 10분 정도 가볍게 몸을 풀고, 머신 구역으로 이동해 40~50분간 근력 운동을 한다. 이후 다시 유산소 운동을 10분 정도 하며 마무디하는 짓이 좋나.

5장

건강한 사람들의
장수 식탁

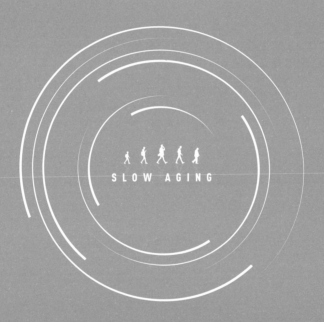

SLOW AGING

최상의 식단을 찾아서

　햄버거, 피자, 자장면, 아이스크림 등의 음식이 건강에 나쁘다고 말하면 대다수 사람들은 동의한다. 그 이유는 의학적 근거를 따지기 전에, 많은 사람들이 이러한 음식을 과하게 섭취해 살이 찌거나 당뇨, 고혈압 등과 같은 건강 문제를 경험한 적이 있기 때문이다. 또한 이러한 음식을 피했을 때 건강이 호전되는 경험을 했기 때문이다.

　하지만 반대로 건강에 좋다고 여겨지는 특정 식습관을 지켰을 때 '질병이 생기지 않는다'는 것을 의학적으로 평가하기는 매우 어렵다. 건강한 식습관을 유지한다고 하는 사람들은 보통 꾸준히 운동도 하고, 마음 건강도 챙기며 여러 좋은 습관을 함께 지니고 있기 때문이다. 따라서 정확히 어떤 식단이 건강을 지키는 핵심 요인이었는지 구체적으로 평가하기 어렵다.

현재 대다수 의학계에서 건강에 좋다고 받아들여지는 식단은 바로 '지중해 식단'이나. 여러 논문에서 밝혀신 마에 따르면, 지중해 식단은 고혈압, 고지혈증, 치매 예방 등 여러 질환을 예방하는 데 가장 효과적이다. 한국에서도 소개된 바와 같이 지중해 식단은 생선, 올리브 오일, 곡류, 콩, 채소, 과일, 요거트, 치즈, 허브 등으로 구성된 식단을 의미한다. 한 단계 더 나아가 최근 인지력 저하를 예방하는 식단으로 재조명을 받은 것이 마인드MIND 식단이다. 이는 고혈압 환자를 대상으로 개발된 대시DASH 식단과 만성 질환 예방을 목표로 한 지중해식 식단을 결합한 것이다.

이는 모두 훌륭한 식단이다. 서울아산병원 노년내과 정희원 교수가 지중해 식단의 중요성과 이를 한국인 입맛에 잘 접목시켜 소개한 덕분에 현재 젊은 성인들 사이에서도 주목받고 있다. 이는 지나친 단순 당류, 정제 곡물, 탄수화물 등의 섭취를 줄이고 현미, 렌틸콩, 귀리 등의 잡곡을 첨가한 밥과 녹황색 채소, 흰살 생선 등을 고루 챙겨 먹는 식단이다.

지중해 식단, 마인드 식단, 저속노화 식단의 공통점은 섬유질이 풍부하고 불포화지방이 포함되며, 영양가 높은 재료들로 구성되어 있어 장기간 유지가 가능한 식단이라는 점이다. 그래서 이들은 매우 좋은 식습관으로 평가된다.

몇 년 전 한 기사를 접했는데 올리브 오일로 대표되는 지중해 식단과 함께 김치를 세계 장수 음식으로 제시했다.[1] 또한 세계보건기구와 영국 임페리얼칼리지런던이 합동으로 세계 35개국의 기대수명을 예측한 연구를 진행했는데, 그 결과 한국이 가장 장수할 나라로 제시되었다.[2] 이 연구에 의하면 2030년까지 한국인의 기대수명은 세계에서 가장 젊어질 전망이며, 그 비결로 한국인들이 자주 먹는 김치를 꼽았다. 이 연구를 살펴보며 나는 지중해 식단과 김치의 공통점이 떠올랐다. 그것은 이 두 가지모두 장내 미생물의 다양성을 높이는 식품으로, 이로운 미생물과 그들의 먹이가 되는 채소가 풍부하다는 점이었다.

킹스칼리지런던의 유전역학 교수이자 성토마스병원의 명예 컨설턴트 의사인 팀 스펙터Tim Spector 박사는 900편이 넘는 의학 논문을 발표하며, 식단과 장내 환경의 연관성을 강조해왔다. 그는 사람마다 장내 환경이 다르며, 이를 개선하기 위해서는 각 사람에게 맞는 식단이 필요하다고 주장한다. 그는 이를 위해 정기적으로 대변을 검사하여 장내 미생물의 상태를 체크하고, 그 정보를 바탕으로 개별화된 식단을 제공하는 프로그램을 개발했다. 나아가 그는 이 프로그램을 상용화시킨 조이ZOE라는 회사를 설립하여 건강 관리 서비스를 제공하고 있다.

또한 스탠퍼드대 영양학과 크리스토퍼 가드너Christopher Gardner 교수와 미생물학과 저스틴 소낸버그Justin Sonnenburg 교수도 장내 미생물이 질병 예방과 노화에 미치는 영향을 연구하며 장내 미생물의 중요성을 강조하고 있다.

지중해 식단과 마인드 식단은 이미 과학적으로 그 효과가 입증된 식단이다. 여기에 발효 음식, 프로바이오틱스(유익한 미생물), 프리바이오틱스(유익한 미생물의 먹이)가 포함된 장내 미생물 관리 식단을 더하면, 건강에 더욱 유익한 식단이 될 것이다.

지중해 식단을 추천하는 이유

장내 미생물에 대해 이야기하기 전에, 먼저 살펴볼 것은 지중해 식단이다. 지중해 식단이 의학계에서 인정받는 이유는 과학적 근거가 여러 차례 반복해서 입증되었고, 또한 실천하기 쉽기 때문이다. 2013년 스페인에서 5년 동안 진행된 대규모 연구에 따르면, 올리브 오일이나 견과류가 풍부한 지중해 식단을 따르는 사람들의 경우 심혈관 질환(심장마비, 뇌졸중 등)의 발생률이 약 30% 낮아졌다.[3] 또한 2015년 〈미국의학협회저널JAMA〉에 발표된 연구에서는 지중해 식단이 노화 관련 인지 기능 저하를 늦추고 알츠하이머병 발병 위험을 줄이는 데 기여한다고 밝혔다.[4]

지중해 식단이 실천하기 쉬운 이유는 다른 식단들을 살펴보면 이해할 수 있다. 한국에서 흔히 저탄고지(저탄수화물, 고지방) 식단이라고 알려진 키토제닉 식단과 비교해 살펴보자. 2022년 스탠퍼드대 크리스토퍼 가드너 교수의 '지중해 식단 vs 키토제닉 식단' 비교 연구에 의하면,[5] 두 식단 모두 혈당 관리(7% vs 9%)와 체중 감량(8% vs 7%)에 효과가 있었지만, 키토제닉 식단을 유지하는 것이 더 어려웠다. '저탄고지'라는 단어에서 알 수 있듯이 '저탄수화물'을 맞추기 위해서는 탄수화물 섭취량을 일반인의 50%에서 5~10%로 줄여야 하고, '고지방'을 맞추기 위해서는 지방 섭취량을 일반인의 30~35%에서 70~75%로 올려야 한다. 게다가 저탄고지를 지키기 위해서는 탄수화물과 지방을 관리하는 것뿐만 아니라 단백질 섭취 또한 조절해야 한다. 단백질 섭취가 과해지면, 단백질이 탄수화물로 변환되어 '저탄수화물' 상태에서 벗어나진다.

반면에 지중해 식단의 실천 방법은 다음과 같이 간단하다.

신선한 채소와 과일 섭취: 매일 다양한 종류의 신선한 채소와 과일을 식단의 기본으로 삼는다. 특히 올리브 오일을 곁들인 샐러드가 대표적이다.

통곡물과 식이섬유 섭취: 빵, 파스타, 쌀 등을 섭취할 때 정제된 제품보다 통곡물로 만든 것을 선택한다. 이는 포만감을 유지하고, 혈당을 안정적으로 조절하는 데 도움을 준다.

생선과 해산물 위주의 단백질 섭취: 육류 섭취를 줄이고, 주로 생선

(특히 고등어, 연어, 정어리 같은 지방이 풍부한 생선)과 해산물에서 단백질을 섭취한다. 붉은 고기는 가끔씩만 섭취한다.

올리브 오일 사용: 주된 지방으로 올리브 오일을 사용한다. 이는 드레싱, 소스 등 다양한 요리에 활용할 수 있다. 올리브 오일을 버터나 다른 동물성 지방 대신 사용하는 것이 중요하다.

적당량의 와인 섭취(선택 사항): 하루에 한두 잔 정도의 적포도주를 식사와 함께 즐기는 것이 지중해 식단의 특징 중 하나이다. 단, 음주가 건강에 문제를 일으키거나 알코올을 섭취하지 않는 문화에서는 생략해도 된다.

지중해인들의 생활 방식은 단순히 식단에 그치지 않고, 전반적인 삶의 방식과 문화적 관습, 습관에 깊게 뿌리내려 있다. 즉, 비식이非食餌적인 요소와 그로 인한 건강상의 이점이 중요한 부분을 차지한다. 물론 지중해 식단의 의학적 장점은 연구 결과로 입증된 바 있으며, 지중해 식단만으로도 충분한 효과를 볼 수 있다. 그러나 그들의 문화와 삶의 방식에 대해 살펴보는 것은 이 책의 전반적인 내용과도 관련 있기 때문에, 이에 대해 간략히 알아보자.

시에스타(낮잠): 지중해인들은 지중해 지역의 뜨거운 햇살 아래, 점심 식사 후 짧은 낮잠이나 휴식 시간을 갖는 것이 일상적이다. 이 시간을 통해 스트레스를 관리하고, 혈압을 낮추며, 심혈관 질환의 위험을 감소시킬 수 있다.

공동체와 사회적 유대: 가족과 친구들과의 시간을 중요시한다. 이는 외로움과 우울증을 줄이고 정신 건강을 개선하는 데 기여한다.

활동적인 생활과 야외 활동: 걷기, 정원 가꾸기, 가벼운 신체 활동 등 자연스럽게 신체를 움직이는 생활 방식이다. 규칙적인 신체 활동은 심혈관 건강, 관절 건강, 근육 강화를 돕는다. 또한 야외 활동을 통해 햇빛을 많이 받아 비타민 D 수치가 높고, 이는 뼈와 면역 기능을 강화하는 데 도움을 준다.

축제와 기념 행사: 지역 축제와 기념 행사는 즐거움과 춤, 공동 식사를 강조한다. 축제는 행복감을 증진시키고 단조로운 일상을 깨뜨리며, 엔도르핀을 방출한다. 춤과 축제 참여는 가벼운 운동으로 이어지기도 한다. 이러한 전통은 공동체 유대를 더욱 강화시킨다.

마음챙김과 감사: 일상의 삶에 마음챙김과 감사가 자연스럽게 녹

아 있다. 마음챙김은 부정적인 생각을 줄이고 감정적 회복력을 높인다. 감시하며 현재에 집중하는 태도는 수이때까 반추느는 증진시킨다.

절식은 꼭 필요할까?

식단 관련하여 짚고 넘어갈 부분이 있다. 바로 절식이다. 학계에서도 절식이 노화에 미치는 영향에 대해 논란이 많다. 하버드대 유전자학과 데이비드 싱클레어 교수는 절식의 저속노화 효과에 대해 연구를 진행하고 있는 반면, 킹스칼리지런던의 팀 스펙터 교수와 스탠퍼드대 영양학과 크리스토퍼 가드너 교수는 절식의 효과와 지속 가능성에 대해 회의적이다. 이 논쟁을 본 책에서 다루려면 한 챕터를 따로 써야 할 만큼 길어지므로 여기에서는 주요 부분만 간단히 살펴보자.

절식은 말 그대로 식사의 열량, 즉 칼로리를 20~25% 줄이는 방식의 식단이다. 절식의 효과가 입증된 연구들은 실험쥐, 효모, 지렁이, 초파리, 어류, 햄스터, 개, 거미, 원숭이 등을 대상으로 진행되었으며, 이들은 유의미하게 건강하게 오래 살았다. 하지만 이를 임상적으로 사람에게 적용했을 때 그 효과는 입증되지 않았다.

그럼에도 불구하고 학계에서 절식을 간과하지 못하는 이유는 노화를 늦추는 핵심 단백질인 엠토르mTOR가 절식 연구를 통해 발견되었고, 노벨상을 수여받은 자가포식이라는 주제가 이 연구를 통해 시작되었기 때문이다. 2023년 〈네이처 에이징Nature Aging〉 저널에 실린 한 연구에서는 2년 동안 건강한 성인 220명을 대상으로 절식이 건강에 미치는 영향을 검사했다. 연구 결과, 절식이 심혈관 질환과 당뇨 예방에 좋은 효과를 보였으며, 노화를 늦추는 데 효과가 있다고 밝혔다. 하지만 짧은 기간 동안 진행된 연구였고, 참가자 수가 적어 아쉬운 점이 있었다.

절식의 가장 큰 문제점 중 하나는 '칼로리 계산'이라는 개념에 의존하는 접근 방식이다. 칼로리를 줄여 절식을 실천하려면, 먼저 현재 내가 섭취하는 칼로리 양을 측정해야 하는데, 현대 사회에서 칼로리를 정확히 계산하기는 매우 어렵다. 최근에는 여러 앱을 통해 칼로리를 측정하기가 조금 더 편리해졌지만, 과한 칼로리 측정은 섭식장애(신경성 식욕부진증, 신경성 대식증, 폭식장애 등)로 이어질 위험이 있다.[6]

칼로리 계산의 문제점을 더욱 명확하게 이해할 수 있는 예시를 들어보자. 아보카도 하나의 열량은 약 240칼로리인데, 패티 한 장이 들어간 햄버거 하나의 열량도 240칼로리다. 하지만 아보카도에는 섬유질, 비타민, 미네랄, 건강한 지방, 항산화제, 카로티노이드 등 풍부한 영양소가 포함되어 있다. 이러한 영양소들은 단순히 240칼로리라는 숫자로는 설명할 수 없다. 반면에 초가공식품에 포함된 각종 식품첨가물과 방부제는 칼로리 수치에 반영되지 않는다.

쉽게 말해, 하루 섭취 칼로리를 20~25% 줄이기 위해 영양가가 낮은 음식이나 초가공식품으로 칼로리를 맞추는 것은 아무런 의미가 없다는 것이다. 오히려 지중해 식단에 포함된 영양가 높은 음식들을 선택하는 것이 훨씬 효과적이다.

절식에 대해 찬성하는 학계의 여러 대가들도 있는 만큼 절식이 효과가 없다고 단정 지을 수는 없다. 만약 절식을 시도해보고 싶다면, 다음과 같은 방법을 고려해보면 좋겠다.

천천히 시작한다: 현재 하루 칼로리를 측정하기 위해 앱을 활용하여 7일간 데이터를 수집하고 정리한다. 목표는 하루 총 칼로리 섭취량의 10~15%를 줄이는 것이다.

목표를 계산한다: 기초대사량을 계산하여 하루 필요한 열량을 측정한다. 칼로리를 줄이는 것이 목표이지만, 하루 총 칼로리를 여성은 1,200칼로리, 남성은 1,500칼로리 이하로 줄이지 않도록 한다. 칼로리 수치에 집착하기보다는 영양가 높고 포만감 있는 식사를 준비하는 것이 중요하다.

전략적으로 접근한다: 충분한 양의 야채, 저지방 단백질, 복합 탄수화물을 섭취한다. 녹색 채소, 콩류, 생선, 통곡물 등 영양이 풍부한 음식을 중심으로 식단을 구성한다. 또한 수분을 충분히 섭취하여 체내 수분을 유지하는 것이 중요하다.

적절한 단백질 섭취는 체중 1kg당 0.8~1.0g 정도가 적당하다. 또한 의학적 조언에 따라 보충제를 고려할 수 있다. 에너지 레벨, 기분, 인지 기능에 주의를 기울이고, 극심한 피로나 현기증 등 부정적인 증상이 나타날 경우 절식을 중단한다.

절식의 또 다른 방법은 간헐적 단식이다. 간헐적 단식은 식사가 가능한 시간과 가능하지 않은 시간으로 나누어 식사하는 방식이다. 가장 일반적인 형태는 '16/8 단식'으로, 16시간의 공복 시간을 유지하고 8시간 동안 식사하는 방식이다. 이때 초보자들이 자주 하는 실수가 식사 가능한 시간에 음식을 가리지 않고 먹는 것인데, 간헐적 단식을 할 때에도 건강하고 균형 잡힌 음식을 선택하는 것이 중요하다.

간헐적 단식을 시작하려면, 처음에는 간단한 방법부터 시도하는 것이 좋다. 예를 들어, 해가 떠 있을 때만 먹고 해가 지면 먹지 않는 방법이 있다. 물론, 일조 시간은 지역과 계절에 따라 다르지만 한국의 경우 봄이나 가을을 기준으로 적용할 수 있다.

몸속 보호막이 무너지면

UCLA 대학병원 인턴 시절, 나의 첫 레지던트는 크리스 메치니코프였다. 그는 괴짜 같으면서도 유쾌한 성격으로, 나는 그가 비상하다는 인상을 받았다. 처음 듣는 이름이었지만 왠지 익숙하게 느껴져 의아해하던 찰나, 크리스는 나에게 자신의 증조할아버지가 '일리야 메치니코프Ilya Mechnikov'라고 알려주었다. 나는 그에게 농담 섞인 말로 한국에는 '메치니코프'라는 요구르트 제품도 있다고 알려주었다.

일리야 메치니코프 박사는 1908년 노벨생리의학상을 받은 러시아계 의학의 거장이다. 1882년 그는 면역 과정 중 식작용을 발견하고, 이를 담당하는 식세포, 특히 대식세포의 존재를 규명했다. 또한 그는 노화가 장내의 독성 박테리아에 의해 촉진되며, 젖산이 수명을 연장할 수 있다는 이론을 제시했다. 메치니코프 박사는 불가리아 농부들이 장수하는 이유가 불가리아의 특산 박테리아인 락토바실러스 불가리쿠스가 포함된 요구르트를 섭취하기 때문이라고 주장했다. 실제로 그는 평생 매일 시큼한 우유를 마셨다고 전해진다. 그의 주장을 뒷받침하는 근거로 당시 미국인의 평균 수명이 48세였던 반면, 유산균 발효 음식을 매일 섭취한 불가리아인들의 평균 수명은 87세였다.

우리 내장은 영양소는 흡수하고, 병균이나 병원체는 차단하도록 설계되어 있다. 대장 점막을 구성하는 대장세포들은 서로 밀접하게 붙어 있으며, '밀착연접'이라는 세포간이음으로 장벽 기능을 수행한다. 그런데 만약 장내 미생물의 불균형이 발생하여 이 방어막이 무너지면 어떻게 될까? 유해균이 과도하게 증식하면 밀착연접이 제대로 기능하지 못하고, 보호막이 깨지면서 병원체가 체내로 흡수될 수 있다. 이 현상을 '장누수 증후군'이라고 부른다.

장누수 증후군의 주요 증상으로는 변비나 설사가 자주 발생하고, 아랫배가 더부룩하거나 관절 통증이 있으며, 만성피로 등 이유 없이 지속적인 피로감을 느끼는 것이다. 이런 증상으로 병원을 찾으면 종종 항생제를 처방하기도 하는데, 이는 상황을 악화시킬 수 있다. 항생제는 장내 미생물의 균형을 더 깨뜨리기 때문이다.

침투성이 높아진 장세포 사이로 들어오는 여러 병원체 중 가장 위험한 것은 LPS_{Lipopolysaccharide}이다. LPS는 장내 미생물 표면에 존재하는 복합체로, 장점막을 통과해 혈류로 들어가면서 만성 염증을 유발한다. 이 과정에서 LPS는 신체 전반에 염증 반응을 일으키고 만성 염증을 유발하며, 이는 가속노화의 주요 원인이 된다.

장누수 증후군 ▶ 장내 미생물 불균형 ▶ 만성 염증 수치 증

가 ▶ 가속노화

장누수 증후군으로 인해 LPS가 침투하면 여러 질환들과 연관될 수 있다. 먼저 LPS는 동맥경화와 심혈관 질환을 유발하는 주요 원인이다. LDL 콜레스테롤과 결합하여 혈관벽을 쉽게 통과하게 하고, 대식세포를 끌어들여 동맥경화를 촉진시킨다. 하지만 LDL만 낮춘다고 해서 동맥경화가 해결되는 것은 아니다.

또한 LPS는 혈액-뇌 장벽을 약화시켜 병원체가 뇌로 침투하도록 만들고, 이로 인해 파킨슨병과 알츠하이머병 같은 퇴행성 신경 질환이 발생할 수 있다. 뿐만 아니라 LPS는 면역 세포와 반응하여 면역력을 떨어뜨려 감염에 취약하게 만든다. 혈당 대사에도 영향을 미쳐 인슐린 저항성을 증가시키고, 결과적으로 당뇨를 유발할 수 있다. 흥미롭게도, 쌍둥이가 같은 음식을 먹어도 염증 반응이 다른 이유는 장내 미생물이 달라서 영양소 흡수와 대사에 영향을 미치기 때문이다.

마지막으로, LPS는 지방간을 유발할 수 있으며, 근육 세포와 간 수용체에 결합하여 대사 증후군을 초래하는 원인으로 작용한다.

한 연구에서 무작위 대조군 임상시험을 통해 한 그룹에는 소량의 LPS(0.6ng/kg)를 정맥주사로 투여하고, 다른 그룹에는 플라시보 수액을 투여한 결과, 염증 지표인 TNF-α는 25배, IL-

6는 무려 100배 증가했다.[7]

흥미롭게도 나이 든 쥐는 인간과 마찬가지로 장내 미생물의 불균형을 보였다. 더욱 놀라운 점은 이러한 장내 미생물을 젊은 쥐에게 이식했을 때, 젊은 쥐의 혈액과 뇌에서도 염증 수치가 증가하고 행동 변화가 나타났다는 것이다.[8]

만성 염증이 지속되면 앞서 언급한 질환들이 서서히 발병하며, 건강한 중년과 노년기에서 멀어지게 된다. 장내 미생물의 불균형이 치매와 같은 퇴행성 질환으로 이어진다는 사실이 쉽게 와닿지 않을 수 있으므로, 이에 대해 조금 더 살펴보자.

장내 미생물 불균형과 치매

장내 미생물 불균형이 가속노화를 촉진한다는 이론은, 이로 인해 유발되는 신경퇴행성 질환들을 통해 확인할 수 있다. 대표적인 신경퇴행성 질환인 알츠하이머 치매와 파킨슨병의 95% 이상이 노년기에 발생하지만, 단순히 노화만으로 발병을 설명하기는 어렵다. 최근 연구에 따르면 추가적인 원인 중 하나로 장내 미생물 불균형이 지목되고 있다.

우선, 비교적 근거가 확실한 파킨슨병부터 살펴보자. 파킨슨병의 발병 과정에서 유해균인 대장균E. coli은 장내 아밀로이드 단백질인 알파 시누클레인(a-synuclein)이 생성을 유도하고, 이 단백질들이 미주신경으로 잉겨 미주신경을 따라 뇌로 이동한다.[9] 이 과정이 진행되면서 파킨슨병의 특징적인 증상들이 나타난다.

그런데 흥미롭게도 미주신경을 절단하는 수술을 받은 경우 파킨슨병 발병률이 50% 감소하는 것으로 나타났다.[10] 이는 장내에서 생성된 아밀로이드 단백질이 미주신경을 통해 뇌로 전달된다는 점을 강력히 시사한다. 이러한 뇌-장 연결축에 대한 연구는 점점 더 구체적인 근거를 확보하고 있지만, 장내 미생물 불균형을 치료했을 때 파킨슨병을 예방할 수 있는지에 대한 연구는 아직 부족하다.

최근 들어 전문가들은 알츠하이머 발병 원인에 대한 기존의 패러다임을 넘어, 장내 미생물 불균형이 중요한 영향을 미친다고 보고 있다. 장누수 증후군이 발생하면 아밀로이드와 LPS가 순환기와 중추신경계로 침투하여, TLR과 RAGE 같은 염증성 수용체를 활성화함으로써 중추신경계 염증의 악순환을 유발한다는 주장이다. 장내 미생물 변화를 통해 인지 기능이 향상되는 동물 실험 결과가 보고되었으며, 초기 단계의 인체 임상시험에서도 유의미한 결과가 나타나고 있다.[11]

이처럼 장내 미생물은 장수와 건강에 밀접한 영향을 미친다. 만약 장내 미생물이 없다면 인간은 감염에 취약해지고, 섬유질을 분해하지 못하며, 암 발병 위험이 높아진다. 또한 세로토닌과 같은 신경전달물질을 충분히 생성하지 못해 우울증과 같은 정신 질환을 겪을 가능성이 커진다. 다행히도 장내 미생물은 변화 가능하며, 충분한 관리로 개선할 수 있다. 그렇다면 어떻게 장내 환경을 최적화할 수 있을까? 최고의 장내 미생물을 갖기 위한 방법을 살펴보자.

장수하는 사람들의 비밀

약 39조 개에 달하는 장내 미생물 중에서 가장 유익한 균은 무엇일까? 이 질문에 대답하기 위해 과학자들은 오랜 연구를 시작했다. 인간 게놈 프로젝트가 완료된 지 얼마 지나지 않아, 미국 국립보건연구원NIH의 지원으로 2007년 '인간 미생물 프로젝트The Human Microbiome Project'가 시작되었다. 미국과 유럽을 비롯한 주요 도시에서 연구가 활발히 진행되었으며, 장수 마을의 초고령자들과 중남미 밀림에 사는 건강한 사람들의 대변 샘플을 채취해 장내 미생물을 분석했다. 이 방대한 프로젝트는 현재도 진행 중이지만, 지금까지 밝혀진 가장 놀라운 사실은 특정 장내 미생물이 건강과 장수에 결정적인 역할을 한다는 사실이다.

스탠퍼드대 의과대학의 저스틴 소넨버그 교수와 연구진은 캘리포니아에서 대변 검사를 시작해 점차 연구 범위를 확장하며 페루, 탄자니아, 네팔에서 대변 샘플을 수집했다. 그 결과, 도시에 서무아버 서무식 식닌을 따르는 낄리포니아인의 깅내에는 약 250여 개의 미생물이 존재했지만, 페루와 탄자니아에서 사냥과 채집을 하며 생활하는 사람들의 장내에서는 무려 750여 개의 미생물이 발견되었다. 한편 부분적으로 도시화가 진행된 네팔 농부들의 장내에는 약 450여 개의 미생물이 있었다. 소넨버그 교수는 이 결과를 숲에 비유했다. 도시인의 장내 미생물 환경은 마치 벌목당한 숲처럼 다양성이 감소한 상태이며, 이는 현대인의 건강과 장내 미생물 균형에 중요한 시사점을 던진다.

장내 미생물 연구의 권위자들은 하나같이 미생물의 다양성을 강조한다. 장내 미생물이 다양할수록 미생물 군집이 유능하고 탄력적으로 기능하는데, 특정 미생물이 제 역할을 다하지 못하더라도 다른 미생물이 이를 보완할 수 있기 때문이다. 장내 다양한 미생물 군집은 소수의 균만 존재하는 환경보다 훨씬 안정적으로 작동하는 것이다.

이를 뒷받침하는 대표적인 근거가 바로 100세 이상 초고령자의 장내 미생물이다. 일본, 중국, 사르데냐 등 세계 여러 장수 마을에 거주하는 노인을 대상으로 한 연구에 따르면, 이들은 모두 다양하고 풍부한 장내 미생물을 갖고 있었다.[12] 또한 이들의 장내 미생물은 독특한 특징을 보였는데 젊은이들보다 미생물 종류가 다양할 뿐만 아니라, 클로스트리듐, 파라박테로이데스,

천천히 나이 드는 법

알리스티페스 등의 유익균이 풍부했다. 이는 장내 미생물 다양성이 건강한 노화를 위한 핵심 요소임을 시사한다.

그렇다면 장내 미생물의 다양성을 어떻게 높일 수 있을까? 유산균을 다양하게 섭취하는 것이 효과적일까?

장내 미생물 검사

장내 미생물의 불균형으로 인해 불규칙한 배변, 급격한 체중 변화, 두뇌 기능 저하, 정신적 문제, 피부 트러블 등 다양한 증상이 나타날 수 있다는 사실을 알게 되면 자연스럽게 이런 생각들이 들기 마련이다.

'내 장내 미생물은 건강한 상태일까? 불균형 상태일까?'

'지금 먹고 있는 유산균은 내 몸에서 제대로 기능하고 있을까?'

우리는 장내 미생물을 어떻게 검사할 수 있을까? 일반 병원에서 대변 검사를 요청하면 주로 두 가지 검사를 받게 된다. 혈변 여부와 회충 검사이다. 하지만 이 두 가지 검사만으로는 장내 환경의 0.1% 정도만 확인할 수 있다.

장내 세균을 분석하는 방법으로는 대변을 수집해 우편으로 관련 기관에 보내고 실험실에서 분석한 후, 결과를 전자적으로 받는 방식이 있다. 현재 미국에서는 조이Zoe, 제노바Genova,

바이옴Viome 등의 기업을 통해 장내 환경을 검사할 수 있으니, 한국에서도 바이오짐, 유투비이옴과 같은 회사들을 통해 검사를 받을 수 있다.

기존에는 대변에 있는 세균을 실험실에서 직접 배양하는 방법을 사용했는데, 이 방식은 실험실 환경에서 산소를 선호하는 호기성 세균을 주로 번식하게 한다. 그러나 사람의 대장에 서식하는 대부분의 세균은 산소가 없는 환경에서 자라는 혐기성 세균이다. 또한 배양된 균만으로는 장내 미생물이 얼마나 서식하고 있는지를 정확히 알 수 없다.

최근 유전자학의 발전으로 장내 미생물의 염기서열을 분석하고, 어떤 특정 세균이 서식하고 있는지 파악할 수 있게 되었다. 이 방법은 마치 지문을 검사하는 방식과 유사하다.

유산균 잘 먹는 법

'락토바실러스'라는 유산균을 들어본 적이 있을 것이다. 시중에 판매되는 유산균 캡슐이나 발효 식품에 주로 포함된 균이다. 장에 유산균을 정착시켜야 한다는 이야기도 들어본 적이 있을 텐데, 이는 상업적으로 약간 과장된 주장이다. 락토바실러스균은 소장 미생물의 6%, 대장 미생물의 0.3%만 차지하는 균이다.

이는 유산균 캡슐이나 발효 식품을 섭취할 때 일시적으로 비율이 증가할 수 있지만, 25%를 차지하는 피칼리박테리움, 15%를 차지하는 바테로이디스, 10%를 차지하는 페레보텔라와 같은 유익균들의 번식을 돕지 않는다. 실제 연구 결과에 따르면, 유산균을 28주 동안 복용하면서 대변 검사를 통해 락토바실러스균의 함량을 측정했을 때, 2주 이상 복용한 후에는 미생물 비중이 급격히 줄어들었다.[13]

시중에 판매되는 유산균 제품들은 키우기 쉬운 미생물들로 구성되어 있으며, 이들이 우리 장에 반드시 좋다고 말하기 어렵다. 대장에 주로 서식하는 미생물들은 체온과 같은 따뜻한 환경에서 번식하거나 산소가 없는 환경에서 자라야 하지만, 이러한 균주를 캡슐에 넣는 것은 어려운 일이다. 연구에 따르면, 장내 미생물의 건강을 유지하는 데 꼭 필요한 균주가 15가지 있지만, 시중에 판매되는 유산균 제품은 이 균주들을 포함하고 있지 않다.[14]

따라서 유산균 제품을 복용하는 것은 단기간 치료제로 사용하는 것이 적합하다. 변비나 설사, 아랫배의 불편감, 관절염, 아토피, 잦은 감기, 원형 탈모 등의 문제가 있을 때 유산균을 단기간 복용하여 장 누수를 개선할 수 있다. 그러나 이러한 문제가 없는 경우 특정 유산균을 캡슐로 섭취할 필요는 없다.

영국 장내 미생물 프로젝트의 팀 스펙터 교수는 유산균 제품을 사먹는 것보다 식습관을 개선하는 것이 더 효과적이라고 말한다. 식습관을 개선하는 것은 발효 식품의 섭취를 늘리고, 프리바이오틱스를 챙기는 것으로 간단히 요약할 수 있다. 여기에서는 이 두 가지에 대해 자세히 알아볼 것이다.

하지만 그에 앞서, 유산균을 선택할 때 알아야 할 점을 먼저 살펴보자. 시중에 나와 있는 유산균 제품을 보면, 주로 '락토바실러스균'과 '비피더스균' 두 종류로 나눠지는데, 락토바실러스균과 비피더스균은 여러 면에서 차이가 있다. 이들의 주요 차이점에 대해 알아보자.

먼저, 이 두 균이 생성하는 유익한 부산물이 다르다. 락토바실러스균은 젖산을 만들어내어 장내 pH를 낮추고 유해균의 성장을 억제하는 데 도움을 준다. 반면에 비피더스균은 단쇄지방산SCFA을 생성한다. 서식 위치 역시 다르다. 락토바실러스균은 주로 소장에서 서식하는 반면, 비피더스균은 대장에서 활동한다. 대장 미생물의 3~6%를 차지하는 비피더스균에 비해, 락토바실러스균은 전체 미생물 중 0.01%에 불과하다.

락토바실러스균은 비록 비중은 적지만 중요한 역할을 한다. 면역 체계 강화, 항균 물질 형성, 장내 세균 구성 정상화, 유해균 억제 등의 효능이 있으며, 소화를 돕고 콜레스테롤 수치를 낮추며 수면을 개선하는 데도 기여한다.[15] 특히 장내 독소 제거 능력이 뛰어나며, 산과 담즙산에 영향을 덜 받는 특징을 가지고 있다. 반면에 비피더스균은 단쇄지방산을 생성하여 대장에서 염증

천천히 나이 드는 법

을 치료하고 면역을 증진시킨다. 또한 변비를 개선하는 데 중요한 역할을 한다.[16]

식약처에서는 하루 1억~100억 개의 유산균 섭취를 권장한다. 과다 섭취할 경우 장이 예민하게 반응하며, 가스가 차거나 설사를 유발할 수 있기 때문이다. 따라서 락토바실러스균과 비피더스균이 함유된 유산균은 장내 독소 제거를 위해 단기간 보조적으로 활용하는 것이 적절하다.

일상생활에 유용한 유산균 복용 팁

오메가-3, 비타민 D와 함께 유산균을 먹는다

유산균을 섭취할 때 오메가-3와 비타민 D를 함께 복용하면 시너지 효과를 얻을 수 있다. 오메가-3는 단쇄지방산을 분비하는 유익균의 번식을 촉진시켜 대장 점막세포를 건강하게 만들어 장누수 증후군을 개선하는 데 중요한 역할을 한다. 또한 연구에 따르면, 오메가-3는 염증 인자인 LPS의 수치를 낮추는 데도 효과적이다.[17]

비타민 D를 함께 섭취했을 때도 장 건강에 긍정적인 영향을 미친다. 비타민 D가 충분하면 장내 미생물의 다양성을 증가시키고, 특히 피르미쿠테스, 방선균, 박테로이데테스의 성장을 촉진시킨다.[18] 더 나아가 건강한 장내 미생물이 있을 때 비타민 D가 대장에서 더욱 강력하게 작용할 수 있다.

여행을 간다면 유산균을 챙겨라

여행을 가기 2주 전부터 유산균을 복용하는 것을 권장한다. 여행지에서 식사를 하며 그 지역의 미생물들이 음식과 함께 대장에 자리를 잡을 수 있다. 좋은 균이 자리를 잡으면 문제 없지만, 유해균이 들어오면 장내 환경이 불균형을 일으켜 설사나 과민성 대장염을 유발할 수 있다. 연구에 따르면, 유산균 복용이 여행 시 설사를 예방하는 데 효과적이라는 결과가 있다.[19] 또한 여행을 마친 후에도 2주간 유산균을 계속 섭취하는 것이 좋다.

항생제 복용 시 유산균을 챙긴다

항생제는 가능한 한 복용하지 않는 것이 좋다. 항생제를 복용하면 장내 미생물의 불균형을 바로잡는 데 6개월에서 1년 정도의 시간이 걸린다.[20] 감기에 걸렸다며 항생제를 요구하는 환자들을 자주 접하지만, 의사가 판단할 때 항생제가 필요하지 않다면 복용을 피하는 것이 바람직하다.

부득이하게 항생제를 복용해야 한다면, 유산균을 함께 섭취하는 것이 항생제로 인한 설사를 예방하는 데 도움이 된다.

미국 소화기내과 협회에서는 항생제 복용 시 유산균 섭취를 권장하고 있으며, 한 연구에서는 유산균이 항생제에 의한 설사를 약 50% 낮추는 효과를 보였다고 한다.[21] 항생제를 유산균과 함께 복용해도 부작용은 없다

발효 음식의 효능

스탠퍼드대 저스틴 소넨버그 교수는 2021년 한 연구에서 다양한 섬유질 식품을 섭취한 성인 그룹과 발효 식품 중심으로 섭취한 성인 그룹 사이의 장내 미생물 증식과 혈중 염승 수치 감소를 비교 분석했다. 그런데 예상했던 바와는 달리 10주간 섬유질을 다양하게 섭취한 그룹보다 발효 식품 중심으로 섭취한 그룹에서 장내 미생물 구성이 변화하고, 만성 염증 수치가 감소하는 경향이 나타났다.[22]

이에 대해 그는 단기간에는 발효 식품 섭취가 효과적이며, 장기적으로는 고섬유질 식품이 장내 미생물 환경을 개선하는 데 기여할 것이라고 설명했다. 연구 결과에 따르면 발효 식품 섭취량이 많을수록 긍정적인 효과가 커졌으며, 연구 참가자들이 하루 6인분의 발효 식품을 섭취했을 때 건강상의 이점을 얻을 수 있음이 과학적으로 입증되었다. 이 연구를 통해 발효 식품이

건강한 식단의 필수 요소로 자리 잡게 되었다.

발효 음식은 크게 '기능성 발효'와 '기연 발효로 나눈 수 있다. 기능성 발효는 특정 균을 선별해 집중 배양하고, 단일균을 중심으로 발효시키는 방식이다. 예를 들어, 우유에 특정 균을 배양해 요구르트를 만들거나, 콤부차를 발효시키는 과정이 이에 해당한다.

반면에 자연 발효는 세균, 효모, 곰팡이 등 다양한 미생물이 관여하는 복합 발효 방식으로, 더 풍부한 미생물 생태계를 형성한다. 김치가 대표적인 예로 배추, 무, 파 같은 채소에 고춧가루, 마늘, 양파, 부추 등을 활용해 미생물이 자연스럽게 번식할 수 있는 환경을 조성하면, 여러 균이 어우러져 발효가 진행된다. 특히 김치에 사용되는 모든 재료는 유산균의 증식을 돕는 프리바이오틱스로 작용하여, 기능성 발효 방식보다 훨씬 우수한 식품으로 평가된다.

안타까운 사실은 세계김치연구소의 연구에 따르면, 1998년부터 2020년까지 한국 성인의 김치 섭취량이 현저히 감소한 것으로 나타났다. 성인 남성의 하루 평균 김치 섭취량은 2005년 94.4g에서 2020년 61.9g으로 줄었고, 여성은 같은 기간 동안 70.1g에서 34.6g으로 절반 이상 감소했다.

연구진은 이러한 감소의 주요 원인으로 가정에서의 식사 비율 감소, 서구화된 식습관, 1인 가구 증가 등을 지목했다. 특히

천천히 나이 드는 법

배추김치 섭취의 감소가 가장 두드러졌는데, 배추김치는 전체 김치 섭취량의 3분의 2 이상을 차지하는 주요 김치 종류이다. 또한 연구 결과 가족과 함께 사는 사람들은 김치, 채소, 과일 섭취량이 더 많았고, 음주와 흡연은 건강식품 섭취를 감소시키는 요인으로 작용했다.

김치와 유사한 발효 음식으로는 유럽의 사우어크라우트가 있는데, 이는 양배추만을 절여 발효시키는 것으로 미생물의 다양성이 부족하다. 이러한 차이점 덕분에 김치가 세계적으로 주목받으며 사랑받는 발효 음식으로 자리 잡았다.

발효 음식을 접할 때는 익숙한 한식부터 시작하는 것이 좋다. 생소한 외국 음식이면서 맛까지 시큼하다면 거부감이 들 수 있기 때문이다. 한국인의 입맛에 잘 맞는 대표적인 발효 음식과 그 특징을 살펴보자.

김치: 김치의 발효 과정에서 중요한 역할을 하는 세 가지 주요 균종은 류코노스톡, 락토바실러스, 와이셀라이다. 초기 발효 단계에서는 류코노스톡균이 주로 번식하며, 발효가 진행됨에 따라 락토바실러스와 와이셀라균이 증가한다. 이러한 유산균들은 장 건강을 개선하고, 비만과 변비 예방에 도움을 주며, 면역력을 강화하는 역할을 한다. 또한 식중독균의 성장을 억제하는 역할을 한다.

장류: 한국의 대표적인 발효 식품으로 간장, 된장, 고추장, 청국장으로 나뉘며, 주재료는 콩이다. 콩은 단백질(40%), 지방성 지방(20%), 탄수화물, 미네랄, 이소플라본 등을 함유하고 있다. 삶은 콩을 으깨고 메주로 빚으면 본격적인 발효가 시작된다. 일본 된장은 황국균Aspergillus oryzae 단일종으로 발효되지만, 한국 전통 메주는 황국균뿐만 아니라 털곰팡이, 뿌리곰팡이, 푸른곰팡이, 누룩곰팡이, 좁쌀곰팡이, 분곰팡이, 홍국균 등 다양한 곰팡이와 고초균Bacillus subtilis이 관여한다. 이 미생물들은 각종 효소를 생성하여 콩 단백질, 지방, 탄수화물을 분해한다.

젓갈류: 수산물을 발효시켜 만든 식품으로, 한국 식탁에서 중요한 밑반찬 역할을 한다. 수산물을 소금에 절여 보관성을 높이고, 간장이나 고춧가루를 더해 독특한 풍미를 살리기도 한다. 젓갈에는 필수 아미노산뿐만 아니라 감마아미노부티르산GABA 성분이 풍부하게 함유되어 있다.

식초: 전통적으로 막걸리를 자연 발효시켜 만들었다. 막걸리 자체가 복합 누룩균을 포함하고 있어 식초 또한 자연 발효의 특성을 그대로 지닌다.

외국에도 다양한 발효 음식이 있으며, 우리에게 익숙하지 않더라도 친근한 맛으로 다가올 수 있는 것들이 많다. 몇 가지 대표적인 외국 발효 식품을 살펴보자.

그릭 요거트 Greek Yogurt: 우유에 균을 첨가해 발효시켜 만든 대표적인 유제품이다. 단백질 함량이 높고, 장 건강에 좋은 살아 있는 활성 배양균이 포함된 것이 특징이다.

케피르Kefir: 마시는 요거트와 비슷하지만, 더 많은 유산균과 영양소를 포함하고 있다. 케피르 그레인(종균)을 우유에 넣어 발효시키며, 톡 쏘는 맛이 특징이다. 특히 비타민 A, B, C, K, 마그네슘, 칼슘, 인산 등이 풍부하며, 일부 우유나 다른 유제품을 섭취하지 못하는 사람들도 소화할 수 있는 경우가 많다.

콤부차Kombucha: 홍차나 녹차에 설탕과 효모, 박테리아 유익균을 첨가해 발효시킨 음료이다. 락토바실러스 플란타룸과 락토바실러스 카제이 같은 유산균이 풍부하게 함유되어 있어 장 건강에 도움을 준다

사우어크라우트Sauerkraut: 독일의 전통 발효 음식인 사우어크라우트는 '시다'라는 뜻의 사우어Sauer와 '채소'를 의미하는 크라우트kraut의 합성어다. 잘게 썬 양배추를 소금에 절여 자연 발효시키

며, 김치와 유사한 방식으로 만들어진다. 다양한 음식과 곁들여 먹으며, 라토베실러스아 뮤코노스투 등이 유산균이 함유되어 있어 장 건강을 돕고 설사와 변비 예방에 효과적이다.

템페Tempeh: 인도네시아 전통 음식으로 삶은 콩에 곰팡이균을 섞어 바나나 잎에 싸서 발효시킨다. 영양소가 풍부한 이 음식은 채식주의자나 비건 식단에서 고기 대체 식품으로 인기가 높다.

발효 음식은 하루 1~2회씩 꾸준히 섭취하는 것이 좋다. 예를 들어, 아침에는 그릭 요거트를 먹고 저녁에는 된장이나 김치를 곁들이는 식으로 식단에 자연스럽게 포함시키는 방법이 효과적이다. 이는 유산균 보충제 섭취로 인한 부작용을 걱정할 필요 없이 장내 미생물의 다양성을 증진시키고, 만성 염증을 줄이는 안전한 방법이다.

올바른 프리바이오틱스 섭취법

영국 킹스칼리지런던에서 진행한 60세 이상 쌍둥이 36쌍을 대상으로 한 프리바이오틱스 연구가 주목을 받았다.[23] 이 연구는 쌍둥이를 두 그룹으로 나누어 12주간 어떤 쌍둥이는 프리바이오틱스를 복용하고, 다른 쌍둥이는 플라시보를 받는 형태로 진행되었다. 비록 짧은 기간이었음에도 불구하고, 프리바이오틱스를 복용한 그룹에서는 인지력 향상이 나타났다. 특히 이눌린과 프락토올리고당이 풍부한 프리바이오틱스를 복용한 그룹에서는 비피도박테리움균이 크게 번식한 것으로 나타났다. 이는 인지 기능 향상과 밀접한 관계가 있는 유익균이다.

또한 팀 스펙터 교수의 연구는 프리바이오틱스가 장 건강에 미치는 긍정적인 영향을 잘 보여준다. 2024년 7월 발표된 이 연구에서는 건강한 성인 329명을 대상으로 프리바이오틱스 혼합제를 투여했을 때 장내 미생물의 변화가 감지되었으며, 유산균 캡슐보다 소화 불량과 변비 개선에 더 효과적이었다고 한다.

프리바이오틱스는 장내 유익균이 좋아하는 먹이 역할을 하는 성분으로, 이를 공급해줌으로써 유익균이 다양하게 번식하는 것을 도울 수 있다. 예를 들어, 상추가 대표적인 프리바이오틱스라며 상추만 고집해서 먹으면, 상추를 선호하는 유익균이 집중적으로 번식하니 적합하지 않다. 유익균의 다양성을 늘리려면 다양한 식품을 섭취하는 것이 중요하다.

커피와 장내 미생물

2024년 말, 커피에 대한 새로운 연구가 주목을 받았다. 하버드대 의대 연구팀이 〈네이처 메디슨Nature Medicine〉 저널에 발표한 연구 결과에 따르면, 매일 마시는 커피 한 잔은 단순히 카페인만을 제공하는 것이 아니라 우리의 장내 미생물과 밀접하게 연결되어 있으며, 이는 건강에 이로운 영향을 미친다는 사실이 과학적으로 증명된 것이다.

이번 연구는 약 2만 명의 식단과 건강 데이터를 분석한 결과, 커피가 장내 유익균, 특히 로소니박터 아사카롤리티쿠스와 깊은 연관이 있다는 사실을 밝혀냈다. 유익균인 로소니박터균은 커피에 포함된 폴리페놀, 특히 클로로겐산을 먹이로 삼아 더욱 활발하게 자랐다. 연구팀은 실험실에서도 커피를 통해 로소니박터균을 배양할 수 있었다고 밝혔다.

로소니박터균이 클로로겐산을 먹으며 생성하는 대표적인 물질이 바로 퀴닉산이다. 하버드대 연구팀은 커피를 마시는 참가자들 중에 퀴닉산 혈중 농도가 높았다는 것을 확인했으며, 바로 이 퀴닉산이 커피가 우리 몸에 이로운 영향을 주는 핵심 물질이라고 보고 있다.

퀴닉산은 단순한 물질이 아니다. 항산화제로 세포 손상을 방지하고, 만성 염증을 줄이며, 감염 예방, 당뇨 관리, 암의 진행 억제, 통증 완화 등 다양한 건강 효과를 발휘한다. 또한 디카프 커피도 동일한 건강 효과를 제공한다고 연구진은 밝혔다. 커피에 함유된 클로로겐산과 퀴닉산은 카페인 함유량과는 무관하기 때문이다. 그렇다면 어떤 커피를 선택해야 건강에 이로울까?

원두는 에티오피아, 콜롬비아, 케냐와 같은 고산지대에서 재배된 원두를 추천한다. 연구에 따르면 고도가 높을수록 커피에 비타민 B3와 폴리페놀 함량이 더 높다.

커피를 볶는 방식도 중요하다. 건강을 고려한다면 라이트 로스트를 고르는 것이 좋다. 이 방식이 다크 로스트보다 클로로겐산이 더 풍부하게 유지되기 때문이다.

추출 방법으로는 커피 필터를 사용해 내려 마시는 것이 건강에 가장 좋다. 필터는 LDL 콜레스테롤을 높이는 디터펜을 걸러주기 때문이다.

30가지 플랜트 챌린지

최근 전 세계적으로 인기를 끌고 있는 건강 챌린지가 있다. 바로 '30가지 플랜트 챌린지'이다. 2018년 미국, 영국, 호주에서 진행된 '지구 마이크로바이옴 프로젝트'에서는 1만 명의 연구자가 자신의 대변과 건강 지표를 제출했다. 그 분석 결과, 채소를 많이 섭취한 참가자들이 장내 미생물의 다양성이 높았으며, 특히 일주일에 30개 이상의 채소를 섭취한 참가자들이 10개 정도만 섭취한 사람들보다 더 건강한 미생물 군집을 형성했다. 이 결과를 토대로, 30가지 이상의 식물성 식품을 섭취하는 도전이 시작되었다.

이 도전의 목표는 간단하다. 일주일 동안 30가지 이상의 다양한 식물을 섭취하는 것인데, 여기에는 채소, 과일, 곡물, 견과류, 씨앗, 콩류, 허브 등이 포함된다. 이를 통해 장내 유익균에게 필요한 먹이를 제공하며, 다양한 미생물 군집을 유지하는 것이 핵심이다. 미생물의 다양성은 소화와 면역 건강, 나아가 전반적인 웰빙에 중요한 역할을 한다.

알고 있는 채소를 30가지 나열하기도 어려운데 이를 챙겨 먹어야 한다니 초보자에게는 부담이 될 수 있다. 하지만 허브, 곡물, 견과류를 포함시키고, 색깔이 다른 피망을 각각 하나의 종류로 인정하면 목표 달성이 훨씬 쉬워진다. 예를 들어, 빨간 피망, 초록 피망, 노랑 피망은 각각 다른 폴리페놀을 포함하고 있어 장내 미생물에 서로 다른 영향을 미친다.

이제, 다양한 좋은 식물성 식품들이 무엇이 있는지 알아보자.

채소: 아스파라거스, 브로콜리, 양배추, 당근, 돼지감자, 양파, 시

금치, 고구마, 애호박

과일: 사과, 아보카도, 바나나, 피망, 블루베리, 무화과, 키위, 오렌지, 토마토, 라즈베리

콩류: 검은콩, 강낭콩, 귀리, 완두콩, 병아리콩, 렌틸콩

곡물: 현미밥, 흑미밥, 귀리, 퀴노아, 호밀

견과류: 아몬드, 피스타치오, 호두, 캐슈, 호박씨, 참깨, 치아 씨앗, 해바라기 씨앗

허브: 바질, 고수, 민트, 오레가노, 로즈마리, 세이지, 생강, 파프리카, 강황

처음 시작할 때는 다음과 같은 방법을 적용하면 도움이 될 것이다.

주간 계획 세우기: 주간 식사와 간식을 미리 계획해보자. 다양한 식물성 재료를 골고루 포함하여 균형 잡힌 식단을 만들어보자.

현명하게 쇼핑하기: 농산물 시장이나 슈퍼마켓에서 다양한 색상
이 농산물을 선택하지. 곡물, 콩류, 견과류, 씨잇도 빠짐없이 챙
기자.

기록하기: 체크 리스트나 메모 앱을 사용해 먹은 식물을 기록해
보자. 새로운 식물도 하나 이상 포함시키는 도전을 해보자.

다양하게 섞기: 재료를 창의적으로 결합해보자. 이 챌린지는 건강
뿐만 아니라 새로운 맛을 탐험하는 기회이기도 하다. 고기나 구
운 야채, 샐러드 위에 여러 곡물과 견과류를 뿌려 먹으며 다양
한 조화를 찾는 재미도 있다.

나의 경우에는 아침에는 요거트를, 점심과 저녁에는 김치를
꼭 챙겨 먹어 매일 두 번 발효 음식을 섭취하려고 한다. 곡물, 콩
류, 견과류는 미리 준비해 두고 여러 가지 음식에 추가하여 쉽게
섭취할 수 있도록 한다. 정제 탄수화물로 만든 빵이나 국수는 되
도록 피하고, '미트레스 먼데이Meatless Monday'를 실천해 월요일에
는 고기를 제외한 채소, 과일, 통곡물로 식사를 구성하며, 30가
지 이상의 채소를 섭취하려고 노력한다.

이 챌린지의 목표는 완벽함이 아니라 점진적인 발전에 있다.
새로운 식물을 시도하는 것은 더 건강하고 다양한 식단을 만들

며, 궁극적으로 장 건강을 향한 한 걸음이 된다.

피해야 할 음식들

좋은 식습관을 챙기는 것도 좋지만 자신에게 나쁜 식습관은 없는지 점검하는 것도 매우 중요하다.

첫째, 유통기한이 긴 음식은 가급적 먹지 않는다. 선반에서 상하지 않는 초가공식품은 대장에서도 상하지 않는다는 사실을 기억하길 바란다. 각종 첨가물이 많은 초가공식품은 정상적인 소화를 방해하고 장내 미생물의 성장을 저해한다.

둘째, 항생제가 남아 있는 식품을 피하는 것이 좋다. 항생제는 의사만 사용하는 것이 아니다. 실제로 미국에서 사용되는 항생제의 80%가 식품에 사용되며, 가축을 키우거나 농사에 필요한 살충제 등으로도 사용된다. 1951년부터 미국에서는 가축의 성장을 촉진하기 위해 항생제를 사용하는 것이 합법으로 승인되었고, 이는 육류와 유제품에 남아 있을 수 있다. 실제로 45%의 닭고기와 11.3%의 우유에서 항생제가 검출되었다. 이러한 항생제는 대장에서 건강한 미생물이 자리 잡는 것을 방해한다.[24] 따라서 항생제나 호르몬이 포함되지 않은 육류와 유제품, 그리고 유기농 채소와 과일을 선택하는 것이 유산균을 보호하는 데에 도움이 된다.

○째, 당 함유량이 높은 음식을 피해야 한다. 당이 높은 음식은 당뇨뿐만 아니라 장내 미생물에도 영향을 미친다. 설탕, 액상 과당 또는 콜라와 사이다 같은 음료수에는 당이 너무 많아 소장에서 먼저 흡수되기 때문에 대장까지 전달되는 영양소는 부족하게 된다. 이로 인해 건강한 장내 미생물이 자라지 못하게 된다.

하루 세 끼 저속노화 식단

지금까지 알아본 내용을 정리하면, 지중해 식단과 한식을 접목시켜 장내 미생물을 챙기는 것이 핵심이다. 장내 미생물의 다양성을 증진시키기 위해 가장 효과적인 방법은 발효 음식과 다양한 야채, 채소, 곡물, 과일을 섭취하는 것이다. 또한 불량 식품을 피하는 것도 매우 중요하다. 초가공식품과 가공육은 최대한 피해야 한다.

우리 가족은 마트에 갈 때마다 신선한 야채와 채소 섹션에서 쇼핑을 시작한다. 그 후 신선한 고기와 생선을 지나, 유제품 섹션에서 그릭 요거트를 꼭 선택한다. 통곡물이 풍부한 귀리 그래놀라와 치아씨, 아마씨, 해바라기씨, 호박씨, 햄프씨드, 참깨, 들깨 등의 씨앗 종류도 항상 준비해 놓는다. 냉동식품이나 라면,

과자 섹션은 가능한 한 피하려고 한다.

다음은 건강을 고려한 종합적인 식단이다.

아침 식사

한국인이 30가지 식물성 식품을 섭취하는 데 어려움을 느끼는 이유는, 한식에 포함된 채소들이 대부분 절이거나 열에 익힌 형태로 조리되기 때문이다. 반면에 다른 문화권의 식단에서는 식물성 식품을 섭취할 수 있는 방법이 발달해 있는데, 이를 가능하게 해주는 식사가 바로 아침 식사다. 빵으로 간단히 때우는 식사 문화가 아니라, 발효 음식인 그릭 요거트에 다양한 곡물과 견과류를 곁들이는 방식이 아침 식사에 잘 어울린다. 만약 이것마저 어렵다면, 땅콩버터와 생당근을 함께 먹는 것도 하나의 방법이 될 수 있다.

그릭 요거트 볼: 그릭 요거트에 견과류(그래놀라＋씨앗류)와 과일(바나나, 블루베리, 딸기)을 올려 간단하게 준비할 수 있다. 특히 치아씨를 추가하면 섭취 후 위에서 불려져, 포만감을 오래 유지하는 데 도움이 된다.

아보카도 토스트: 통밀빵을 토스트한 후 아보카도를 얹고, 올리브 오일, 레몬즙, 씨앗 견과류를 뿌려준다. 여기에 달걀프라이를 올

려도 좋다.

지중해식 채소 오믈렛: 팬에 올리브 오일을 두르고 양파와 파프리카를 볶은 후 시금치, 방울토마토, 올리브를 넣고 살짝 더 볶은 후 소금, 후추로 간을 한다. 달걀을 풀어 야채 위에 골고루 부어 익힌다.

점심식사

일터나 학교에서 도시락으로 해결해야 하는 경우가 많은 식사가 바로 점심 식사이다. 점심 식사는 간편하면서도 산뜻해야 한다. 그래야 식사 후에도 업무나 학업의 효율성을 유지할 수 있다.

귀리밥과 나물 한 그릇: 귀리밥을 따뜻하게 데운 후 그릇에 담는다. 시금치나물, 고사리나물, 도라지 무침 등 다양한 나물 반찬을 올리고, 참기름과 깨소금을 뿌린다.

지중해식 닭가슴살 샐러드 도시락: 닭가슴살을 구워 한입 크기로 썬다. 로메인, 양상추, 루콜라 샐러드 채소를 담고, 닭가슴살, 방울토마토, 오이, 파프리카, 견과류를 넣는다. 드레싱은 올리브 오일, 레몬즙, 소금, 후추로 만든다.

연어와 아보카도 덮밥: 현미밥 위에 훈제 연어와 아보카도를 올린 후 간장과 와사비를 곁들어 먹는다. 기호에 따라 호박씨와 같은 견과류를 추가한다.

밖에서 먹을 경우: 한식으로는 비빔밥, 일식으로는 연어 덮밥, 간편하게는 건강한 샌드위치를 고른다. 피해야 할 메뉴는 크루아상 샌드위치, 감자튀김, 지나치게 짠 국물 요리 등이 있다.

저녁 식사

저녁 식사는 지친 하루를 마무리하며 맛있는 음식으로 자신에게 보상을 주고 싶은 마음이 커지는 시간이다. 예전에 익숙했던 입맛을 넘어, 더 건강한 식사를 위해 다음과 같은 메뉴를 시도해보자.

된장 삼치구이 정식: 된장과 마늘 양념으로 재운 삼치를 굽고 현미밥에 나물 반찬 두 가지(시금치나물, 고사리나물)와 된장국을 준비한다.

쌈밥: 상추, 깻잎, 오이, 당근 등 각종 쌈 채소에 생선 또는 소고기를 곁들이고, 쌈장보다는 된장을 사용한다.

들기름 버섯불고기: 불고기를 양념할 때 올리브 오일, 들기름, 마늘, 양파, 버섯을 넣어 숙성시킨다. 묵은지를 먹기 좋게 자르고 들기름과 김가루를 섞어 무친다.

지중해 식단의 핵심인 야채, 채소, 과일, 생선, 올리브 오일을 활용하여 현대적인 한식을 구성할 수 있다. 아침에는 그릭 요거트를 섭취하고, 저녁에는 각종 김치를 통해 발효 음식을 반드시 챙긴다. 신선하고 영양가가 높은 재료들로 식단을 구성하며, 초가공식품이나 불량식품을 피하고, 식사를 미리 계획하여 준비하는 것이 필수이다.

천천히 나이 드는 법

6장

잠이 삶의 질을
결정한다

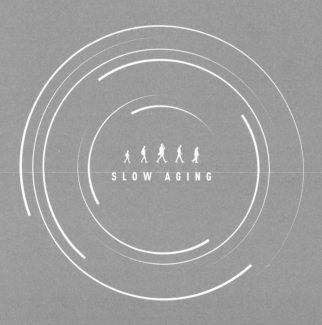

SLOW AGING

잠이 진짜 보약이다

수면은 지금까지 살펴본 모든 건강 습관의 기초가 된다. 평소에 잠이 부족하다면 심장에 영향을 미쳐 심박수와 혈압을 상승시킨다.[1] 또한 심근경색과 뇌졸중 같은 심혈관 질환의 발생 위험을 47%나 높일 수 있다.[2]

수면 부족은 근육 성장에도 큰 방해가 된다. 미국 시카고대 의대 연구팀은 수면 부족이 근육량을 약 60%까지 감소시킬 수 있다는 연구 결과를 발표했다.[3] 근육 성장은 과도한 운동보다는 충분한 회복, 즉 휴식을 통해 이루어진다. 근육은 근육 세포에 생긴 미세한 상처가 회복되며 성장하는데, 이 과정에서 중요한 역할을 하는 성장호르몬이 수면 중에 분비된다. 따라서 수면이 부족하면 성장호르몬의 분비가 제대로 이루어지지 않아 근육이 성장하지 않는다. 또한 잠을 충분히 자지 못한 날에는 같은 운동을 해도 근육 합성이 평소보다 효과적으로 이루어지지 않는다. 이는 근육 성장을 돕는 테스토스테론이 저절히 분비되지 않기 때문이다. 따라서 근육 성장과 회복을 최적화하기 위해서는 충분한 수면이 필수적이다.

하루 3~5시간만 자는 사람은 7~8시간 자는 사람보다 제2형 당뇨병 위험이 41% 더 높다는 연구 결과가 있다.[4] 만성적인 수면 부족은 신체의 대사 기능에 영향을 미쳐 인슐린 저항성을 증가시키고, 당뇨병 발병 위험을 높인다. 건강한 식습관만으로는 당뇨병 발병 위험을 충분히 줄이기 어렵다는 연구 결과도 제시되었다. 즉, 아무리 건강한 식습관을 유지하려고 해도 수면이 부족하면 그 효과는 제한적일 수밖에 없다.

또한 충분한 수면을 취하지 못할 경우, 손상된 피부 세포의 회복이 제대로 이루어지지 않아 피부 탄력이 감소하고, 피부 콜라겐의 재생도 줄어들어 주름을 유발할 수 있다. 연구에 따르면, 수면을 하루 4시간으로 제한했을 때 피부 장벽의 회복 속도가 약 25% 떨어졌고, 피부 수분량은 16% 감소했다. 이로 인해 피부가 울긋불긋해지고 피부 탄력도 떨어진다. 또 수면 부족은 지루성 피부염, 두드러기, 아토피 피부염, 건선 등 피부 질환을 유발할 수 있다. 심지어 수면이 부족하면 면역력이 저하되고, 정신 질환 발병률이 높아지며, 암에 걸릴 확률도 증가한다.[5]

이러한 이유 때문에 나는 첫 진료를 보는 환자가 수면 장애가 있다고 하면 무조건 이를 먼저 고쳐준다. 물론 수면제를 처방하는 것이 아니라 수면 습관을 개선함으로써 환자가 숙면을 반복적으로 취할 수 있도록 돕는다. 그래야 에너지가 생겨 운동과 식단 조절을 시도해보고 싶은 의욕이 생기기 때문이다.

안타까운 사실은 많은 사람들이 수면 부족이나 비효율적인 수면을 인식하지 못한 채 살아간다는 점이다. 예를 들어, 한 연구에 따르면 건강한 시니어들은 실제로 수면의 질이 떨어졌을 때, 이를 문제로 인식하지 못하는 경우가 많았다.[6] 그들은 이러한 변화가 자연스러운 노화의 일환이라고 생각하며, 치료의 필요성을 느끼지 못했다.

자신이 평소 수면이 부족한지 쉽게 확인할 수 있는 방법이 있다. 아래의 세 질문 중 하나라도 '아니요'라고 답하면, 평소 수면의 양이 부족하거나 수면의 질이 낮을 가능성이 크다. 평가를 위한 질문은 다음과 같다.

• 평소 알람 시계 없이도 쉽게 일어나는가?
• 아침에 일어나면 개운함을 느끼는가?
• 주말이나 휴일에 평일보다 더 자는 수면의 양이 2시간 이상인가?

평소 밤에 충분히 잠을 자면 아침에 알람이 울리지 않아도 자연스럽게 일어나게 되고, 개운한 상태에서 하루를 시작할 수 있다. 또한 주밀이니 휴일에 수면의 상이 피도히게 늘서나기 않는다.

그렇다면 어떻게 수면을 개선할 수 있을까? 수면 개선 방법을 살펴보기 전에, 노화가 수면에 미치는 영향을 짚고 넘어가 보자.

수면과 노화

우리 병원은 외래 진료를 오전 7시에 시작한다. 아침잠이 없는 어르신들이 진료를 받기 위해 병원 문을 열기도 전에 줄을 서시기 때문이다. 대부분의 병원이 8시에 시작하는 것과 차별화되는 점이기도 하며, 어르신들을 위한 작은 배려라고 생각하여 진료 시간을 조금 더 일찍 시작한다.

나이가 들수록 수면 시간이 줄어드는 경향이 있다. 실제로, 사람의 총 수면 시간은 60세까지 10년마다 10분씩 감소하는 것으로 나타난다. 하지만 그 이후에는 나이가 더 들어도 수면 시간이 계속해서 줄어드는 것은 아니다.

수면 단계는 노화에 따라 변화가 생긴다. 사람은 잠을 잘 때 여러 단계를 거쳐 수면을 취하는데, 처음 15~20분 정도는 얕은 수면 단계인 1단계와 2단계 수면을 지난다. 1단계와 2단계는 수

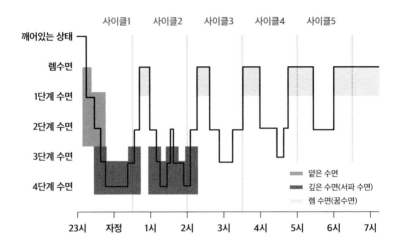

수면 단계의 변화

| | 사이클1 | 사이클2 | 사이클3 | 사이클4 | 사이클5 |

깨어있는 상태

렘수면

1단계 수면

2단계 수면

3단계 수면

4단계 수면

23시 자정 1시 2시 3시 4시 5시 6시 7시

얕은 수면
깊은 수면(서파 수면)
렘 수면(꿈수면)

면의 준비 과정이라고 할 수 있다. 이를 거쳐 이후 3단계와 4단계의 깊은 수면에 들어가게 되는데, 이 깊은 수면 단계에 이르러야 비로소 뇌가 회복되고, 하루 일과를 정리하며, 단기 기억을 장기 기억으로 전환할 수 있다.

그 후, 다음 단계인 렘REM 수면에 들어가게 된다. 이 단계에서는 깨어 있는 것 같은 뇌파를 보이고, 눈은 감겨 있지만 눈동자는 빠르게 움직인다. 렘 수면을 '꿈을 꾸는 단계'라고 흔히 이야기하지만, 엄밀히 말하면 이 단계는 뇌가 하루 동안 일어난 일들의 모호한 연관성을 여러 방식으로 연결해 보려는 과정이다. 다양한 변수를 실험하는 창의적인 단계라고 볼 수 있다. 마블 영

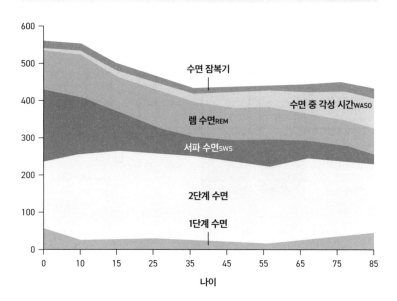

화 〈어벤져스〉에서 닥터 스트레인지가 악당 타노스를 없앨 수만 가지 변수를 생각하며, 고개를 초고속 스피드로 움직이는 모습이 나오는데 이와 비슷하다고 생각하면 쉽다.

여담으로 토마스 에디슨은 꿈 속에서 새로운 아이디어를 자주 떠올려 낮잠을 잘 때도 펜과 노트를 항상 근처에 두었으며, 비틀즈의 노래 〈예스터데이Yesterday〉도 꿈 속에서 영감을 받아 창작되었다는 이야기가 있다.

노화로 인한 수면 단계의 변화는 위의 그래프에서 잘 나타나 있다. 특히 눈에 띄는 점은 3~4단계의 숙면 상태에 해당하는 서파 수면SWS, Slow Wave Sleep이 나이가 들수록 현저히 줄어드는 것이다. 그만큼 밤에 깨어 있는 시간이 늘어나며, 이는 그래프에서 수면 중 각성 시간WASO, Wake After Sleep Onset의 증가로 확인할 수 있다. 또한 렘 수면도 약간 줄어든다. 유아들은 첫 2년 동안 수면의 절반이 꿈을 꾸는 렘 수면 단계이지만, 나이가 들수록 렘 수면은 점차 줄어들어, 노년기 성인에게는 25% 정도밖에 차지하지 않는다. 따라서 노화로 인한 수면 변화는 서파 수면과 렘 수면의 감소로 요약할 수 있다.

하지만 이러한 변화가 수면에 의미 있는 영향을 미치는 것은 아니다. 3~4시간밖에 못 주무시던 80대 어르신들도 수면제 없이 7시간 푹 주무시도록 진료한 경험을 바탕으로 볼 때, 노화로 인한 수면의 변화가 약간 있긴 하지만 크게 비관적으로 바라보지 않아도 된다.

나이에 따른 수면 단계의 변화를 제시한 스탠퍼드대 수면역학연구소 소장 모리스 오하욘Maurice M. Ohayon 교수는 5세부터 102세까지 참가자 3,577명의 수면을 분석한 결과, 건강한 60세 이상의 시니어에게는 의미 있는 변화가 일어나지 않았다고 말한다.[7] 즉, 나이가 들면 무조건 수면의 질이 떨어진다고 여기는 것은 사회가 고정관념처럼 갖고 있는 노년기 건강에 대한 부정적인 시각에서 비롯된 것일 수 있다. 실제로 불면증으로 고생하는 어르신 환자들을 도와 수면을 개선하면 많은 경우 "요즘은 잠을 참 잘 자요"라고 말씀하신다.

건강하게 나이 든다면 수면의 노화를 거스를 수 있으며 그래 프에서 65세의 수면 뇌파가 아니라 35세 또는 45세의 수면 뇌파를 가질 수 있다. 그렇다면 어떻게 건강한 수면을 유지할 수 있을까?

건강하게 잘 자는 사람들

LA 레이커스의 농구 선수 르브론 제임스LeBron James는 평균적으로 하루 8~10시간의 수면을 취하는 것으로 알려져 있다. 때로는 낮잠까지 더해 하루 12시간씩 자기도 한다. 세계 신기록을 보유한 자메이카의 육상 선수 우사인 볼트Usain Bolt는 한 인터뷰에서 가장 중요한 훈련 시간으로 수면을 꼽으며, 하루 평균 9~10시간의 숙면을 취한다고 밝혔다. 한 번은 낮잠을 자고 난 후, 35분 만에 세계 기록을 갱신하기도 했다. '테니스의 황제'로 불리는 프로 테니스 선수 로저 페더러Roger Federer 역시 하루 11~12시간을 잠으로 보낸다고 한다.

이처럼 스포츠 선수들은 숙면을 중요하게 생각한다. 운동선수들의 퍼포먼스가 수면의 양과 질에 비례한다는 사실은 과학적으로 증명되었기 때문이다. 그렇다면 운동선수가 아닌 일반인들에게는 수면이 얼마나 필요할까? 일반적으로 하루 7~8시간의 수면이 필요하다. 이 시간이 나머지 16~17시간 동안의 컨디션을 좌우함으로 잘 자는 것이 곧 실력이 된다.

누구나 잠을 잘 못 잔 하루는 몸이 찌뿌둥하고, 잠을 잘 잔 하루는 개운함을 느낀 경험이 있을 것이다. 수면이 부족하면 단기 기억을 처리하는 작업 기억이 약 60% 감소하기 때문에 학교나 직장에서 공부나 일을 효율적으로 할 수 없다.[8] 그렇다면 한국 사람들은 과연 충분한 수면을 취하고 있을까?

대한민국은 전 세계에서 수면 시간이 가장 적은 나라로 꼽힌다. 학창 시절부터 성인에 이르기까지, 잠을 아끼면서 공부나 자신의 일에 최선을 다해야 한다는 문화가 만연해 있다. 마치 잠을 이겨내는 것이 미덕처럼 여겨지기도 한다. 그러나 잠을 줄여서 최선을 다하는 데에는 한계가 있다. 의과대학 시절, 배워야 할 지식이 방대해 자는 시간을 줄여도 공부할 시간이 부족했다. 또한 잠을 못 자니 집중력도 떨어졌다. 그래서 나는 공부 방법을 바꾸기로 했다. 공부를 하면서 짧은 시간 동안 잠을 자는 파워냅Power nap을 실천한 것이다. 10분에서 30분 정도 잠을 자면 피로가 회복되고, 집중력과 에너지가 높아져 생산성 향상에 도움이 된다. 나는 묵상, 공부, 파워냅을 반복하며 효율적으로 공부했고, 그 결과 미국 의사시험USMLE에서 높은 점수를 얻을 수 있었다.

오늘날은 시간 관리보다 에너지 관리가 더 중요한 시대이다.

시간 대비 효율, 즉 에너지를 어떻게 관리하느냐가 중요하다. 수면을 충분히 취하고, 자신의 에너지가 가장 높은 시간에 집중해서 일을 하면 더 높은 효율을 낼 수 있다. 이는 운동선수가 최고의 퍼포먼스를 발휘하기 위해 에너지를 잘 관리하는 방식과 같다.

나는 왜 못 자는 걸까?

그렇다면 어떻게 해야 잘 잘 수 있을까? 숙면을 개선하는 데 천편일률적인 방법은 없다. 불면증의 원인은 개인마다 다르기 때문에, 각기 다른 접근이 필요하다. 아래 제시된 여러 가지 수면 개선 방법들이 모두에게 딱 맞는 해결책이 아닐 수도 있다는 점을 명심해야 한다. 실제로 진료를 할 때도, 한 환자의 불면증을 해결하기 위해서는 다양한 질문을 통해 원인을 파악해야 한다.

- 몇 시에 잠자리에 들어가는가? 잠자리에 들 때 졸려서 들어가는가? 자러 가기 전에 무엇을 하는가?
- 누워서 바로 잠이 드는가? 아니라면 잠들기까지 얼마나 시간이 걸리는가? 잠이 쉽게 들지 않으면 무엇을 하는가?
- 중간에 깬다면 몇 번을 깨는가? 깨는 시간은 언제인가? 깨고 나면 바로 잠에 드는가? 다시 잠들기까지 어려움은 없는가?

- 소변, 기침, 속 쓰림, 더위 등으로 깨어나는가? 그 원인은 무엇인가?

- 침대에서 나오는 시간은 몇 시인가? 침대에서 나와서 개운한가? 또한 침대에서 나와 햇빛을 접하는가?

- 낮 시간에 졸리면 낮잠을 자는가? 낮에 졸음이 자주 오는가? 낮에 하는 활동은 얼마나 되는가? 규칙적으로 운동을 하는가?

위 질문들을 환자 분들에게 물어볼 때마다 대답이 천차만별이다. 이 질문들을 모두 물어봐야만 건강하지 못한 수면 습관을 찾아낼 수 있고 정확한 치료가 가능하다. 만약 이 질문들에 대한 답을 제대로 확인하지 않고 수면제만 처방하게 되면, 수면제에 의존하게 되어 중독될 위험이 크고 결국에는 병을 악화시킬 수 있다. 시간이 조금 더 걸리더라도 다양한 질문을 통해 문제를 깊이 파고들었을 때 비로소 원인을 찾아내고 개선할 수 있다. 이런 방법을 적용한 결과, 지금까지 불면증을 개선하지 못한 사례는 없었다.

수면제에 대한 오해

불면증 때문에 힘들어 하는 환자들을 진료할 때 일부 환자들이 수면제 처방을 요청하는 경우가 있다. 이에 대해 "수면 습관을 먼저 점검하고, 그 후에 결정해도 괜찮을까요?"라고 말하면,

원하는 처방을 받지 못할까 걱정하는 표정이 환자의 얼굴에 드러난다. 그러나 당뇨 치료를 예로 들면, 환자가 식습관과 운동을 개선하지 않고 단지 당뇨약만을 요구하는 경우는 없다. 불면증 치료도 마찬가지로 접근해야 한다. 불면증의 원인에 대한 충분한 검토 없이 무분별하게 수면제를 사용하면 오히려 치료 효과를 떨어뜨리고, 기면, 혼수 등 의식 저하를 일으킬 수 있는 위험한 상황을 초래할 수 있다.

의사가 수면 습관을 점검하려고 할 때 일부 환자들은 왜 이를 꺼릴까? 이미 여러 방법을 시도해봤지만 소용 없었다고 여기기 때문이다. 그러나 이런 생각을 가진 환자일수록 실제로는 올바른 수면 습관을 제대로 지키지 않는 경우가 많다.

먼저 수면제에 대한 오해를 풀어야 한다. 그래야 수면 습관을 개선하려는 올바른 태도가 형성된다. 많은 환자가 수면제를 '아무리 노력해도 잠이 오지 않을 때 잠을 자게 해주는 약'으로 오해한다. 그러나 의사들은 수면제를 마취제의 일종으로 본다. 실제로 수면제는 내시경이나 시술 시 사용하는 수면마취제와 유사한 성분을 알약 형태로 만든 것이다. 수면내시경을 받고 나면 검사 과정이 기억나지 않고 비교적 개운하게 깨어나는 것처럼, 수면제를 복용하면 깊이 잔 것처럼 느껴지지만 실제로는 자연스러운 수면과 다르다.

수면제를 복용하고 수면하는 사람의 뇌파를 검사해보면 문제가 더 심각하게 드러난다. 뇌 활동을 억지로 잠재운 상태로 나타나는데 이는 자연 수면에 미치지 못하고, 수면 시 뇌가 수행하는 인지 기능 강화 작용도 약화된다. 수면 중 뇌파의 특징은 강한 동조화 현상이다. 동조화 상태를 통해 수면 중 피로 회복과 기억력을 포함한 인지 기능 향상 등의 중요한 과정이 이루어진다. 그런데 수면제에 의해 유도된 수면 중에는 동조화 현상이 저하되고 피로 회복과 기억력, 인지 기능 향상의 측면에서 부족한 부분을 객관적으로 볼 수 있다.

따라서 수면제를 불가피할 때 쓰는 최후의 해결책으로 오해하지 않길 바란다. 아무리 발전된 수면제라도 숙면 단계를 완전히 재현할 수는 없다. 오직 올바른 수면 습관을 확립하는 것이 진정한 해결책이다.

수면 습관의 놀라운 힘

2013년 여름, 콜로라도대학교 연구진은 대학생과 직장인을 대상으로 일주일간 캠핑을 진행하며 그들의 수면 변화를 관찰했다.[9] 참가자들은 손목에 광 센서를 착용해 빛 노출량과 시간을 측정했으며, 멜라토닌 수치도 주기적으로 검사했다.

캠핑 참가자들은 낮에는 햇빛, 밤에는 모닥불의 빛에만 노출

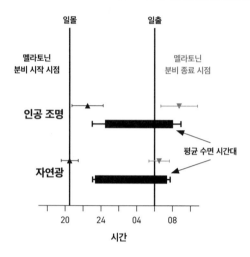

자연광과 인공 조명에 따른 멜라토닌 분비와 수면의 변화

되었는데, 낮 시간에 노출된 빛은 참가자들이 평소 생활에서 접하는 빛보다 약 400% 더 밝았다. 일주일 후 실험실로 돌아와 이들의 생체 시계를 검사했는데, 그 결과는 놀라웠다.

위의 그래프를 보면, 상단은 인공 조명 아래에서 생활했을 때의 멜라토닌 분비 패턴을, 하단은 자연광에 노출되었을 때의 멜라토닌 분비 패턴을 보여준다. 멜라토닌은 졸음을 유도하는 호르몬으로, 분비 시점과 양의 차이가 수면 리듬에 중요한 영향을 미친다.

그래프에서 볼 수 있듯이, 자연 속에서 생활했을 때 참가자들의 멜라토닌 분비 시점이 앞당겨졌으며, 변동 폭도 줄어들었

천천히 나이 드는 법

다. 이는 모든 참가자가 강한 자연광을 받고, 밤에는 완전한 어둠을 경험하며, 일차 기온의 변화를 경험한 결과이다. 이러한 환경 속에서 멜라토닌 분비가 일정한 패턴을 보이며 비슷한 시각에 상승하고 감소하며 수면에 들었다. 데이터의 분포와 개별적인 이상치를 살펴보면, 자연광에 노출되었을 때 멜라토닌이 분비되었다는 것을 볼 수 있다.

마지막으로 주목해야 할 것은 멜라토닌 분비의 시작(검은 세모)과 종료(파란 세모) 시점이다. 자연광을 충분히 받은 경우, 해가 지면 즉시 멜라토닌이 분비되지만, 인공조명 아래에서 생활하는 경우 점진적으로 어두워지면서 멜라토닌 분비가 지연된다. 그렇다면 멜라토닌 분비가 끝나는 시점은 언제일까? 자연광을 받은 그룹은 기상 후 비교적 빠르게 멜라토닌이 감소하지만, 인공조명에 노출된 그룹은 기상 후에도 몇 시간 동안 멜라토닌이 지속적으로 분비된다. 도시에 거주하는 현대인의 멜라토닌 분비 패턴을 조사하면, 그래프의 위 그룹과 유사한 양상을 보일 것이다. 멜라토닌이 아침에 깨끗하게 없어지지 않으니 일어나도 개운치 않은 느낌이 드는 것이다. 이처럼 수면제 없이 자연광과 같은 환경적 요소만 조절해도 양질의 수면을 얻을 수 있다.

수면 습관을 논할 때 가장 비효율적이라고 생각하는 방식이 단순히 규칙을 나열하는 것이다. 마치 시험에 출제되니 외워야 한다는 식으로 '블루라이트를 차단하라', '멜라토닌을 조절하라',

'커피는 몇 시 이후로 마시지 마라', '매일 같은 시각에 기상하라' 같은 지침이 제시된다. 하지만 그 이유를 설명하지 않고 단순히 나열하는 방식은 실천을 어렵게 만든다. 반면에 원리를 이해하면 훨씬 쉽게 습관을 유지할 수 있다.

그렇다면 수면 습관을 체계적으로 정리해 이해하는 방법은 무엇일까? 수면과 관련된 모든 요소는 결국 두 가지 과정으로 설명할 수 있다. 바로 C 과정Circadian Process과 S 과정Sleep Homeostatic Process이다.

수면 관리의 두 과정

수면 학계의 권위자였던 스위스 취리히대학교의 알렉산더 보르벨리Alexander Borbély 교수는 1982년 학계를 뒤흔드는 이론을 제시했다. 그는 인간이 수면을 취하는 과정을 수학적으로 정리하며, 이를 C 과정과 S 과정으로 나누어 관리해야 한다고 주장했다. 이 이론은 많은 연구자들에게 영향을 미쳤으며 2008년 하버드대 의과대학교는 그의 공로를 인정해 그에게 올해의 상을 수여하기도 했다. 수면 전문가들의 연구를 보면, 수면을 최적화하는 방법은 모두 이 두 과정과 관련되며 이는 장수 의학 분야에서도 여전히 중요한 주제로 다뤄지고 있다.

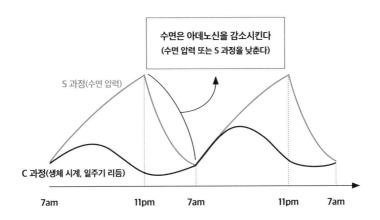

C 과정과 S 과정에 따른 수면 메커니즘

수면은 아데노신을 감소시킨다
(수면 압력 또는 S 과정을 낮춘다)

S 과정(수면 압력)

C 과정(생체 시계, 일주기 리듬)

7am   11pm   7am   11pm   7am

그럼 과연 C 과정과 S 과정은 무엇일까? 이 두 과정은 수면을 이해하고 최적화하는 데 중요한 요소이다. C 과정은 '생체 시계'를 의미하며, 멜라토닌과 코티졸 호르몬의 24시간 주기를 나타낸다. S 과정은 '수면 항상성'을 뜻하는데, 이는 하루 동안 누적된 피로감을 회복하기 위해 잠을 자는 과정이다. C 과정과 S 과정에 대해 더 자세히 살펴보겠지만, 그래프에서 보듯이 이 두 과정의 싱크를 맞추는 것이 핵심이다.

그래프를 살펴보면, 검은 선은 C 과정을, 파란 선은 S 과정을 나타낸다. C 과정은 생체 시계처럼 정현파 모양을 띠며 오후 11시에는 줄어들고, 낮 시간에 가장 높은 상태를 보인다. 반면에 S 과정은 파도처럼 오전 7시부터 상승하기 시작하고, 수면을 통해 급격히 낮아진다. 우리가 원하는 것은 바로 C 과정과 S 과정이 기선스럽게 맛물려 활농되는 상대를 의미한다.

생체리듬을 알면 푹 잘 수 있다
빛과 멜라토닌의 조절

현대 사회는 어두움이 결핍된 사회라고 해도 과언이 아니다. 밤에도 네온사인과 전광판에 둘러싸여 있는 경우가 많다. 하루 종일 불빛에 둘러싸여 있고, 자기 전까지 컴퓨터, 텔레비전, 스마트폰 빛에 노출되어 있다. 그러면서도 빛을 차단해야 한다는 의식이 강하다. 밝을 때는 밝아야 하고, 어두울 때는 어두워야 멜라토닌 분비가 건강하게 이루어지는데 말이다.

그럼 먼저 얼마나 밝아야 하는지 알아보자. 하루 종일 실내에서 지내는 많은 현대인들은 안과 밖의 밝기 차이에 민감하지 않다. 하지만 다음의 도표를 통해 밝기의 차이를 비교하면, 실내 밝기가 터무니없이 부족하다는 사실을 실감할 수 있을 것이다.

아침에 일어나면 적어도 눈에 1만 럭스의 빛이 15분 이상 들어와줘야 한다. 하지만 대부분의 사람들은 아침에 일어나 커튼을 걷고 햇빛이 들어오는 빛만으로도 충분히 밝다고 느끼며 일상생활을 한다. 하지만 도표에서 볼 수 있듯이 야외 대낮의 밝기

빛의 밝기 비교

빛의 원천	밝기(Lux)
대낮	10,000~25,000
직사광선	32,000~130,000
흐린 날	1,075
일출 및 석양	400
오피스 조명	500~1000
영화관	150
매우 어두운 날	108
야간 (인공광 미사용)	0~1

가 적어도 1만 럭스가 되는 반면, 실내 조명의 밝기는 500럭스
에 불과하다. 아침에 남아 있는 멜라토닌을 완전히 사라지게 하
기 위해서는 1만 럭스의 빛이 필요한데, 500럭스의 실내 조명만
으로는 턱없이 부족하다.

겨울철에는 해가 짧아져 등교하거나 출근할 때 어두운 경우
가 많다. 이때는 충분한 빛을 쬘 수 없으므로 피곤함을 더 느끼
게 된다. 반면에 여름철에는 해가 길어져 새벽에 일어나더라도
밖이 환하기 때문에 하루 일과가 덜 피곤하다고 느낄 수 있다.
그렇다고 여름철에 자동으로 멜라토닌이 억제되는 것은 아니다.
커튼을 열지 않거나 아침에 집 밖으로 나와 밝은 빛을 쬐지 않

올바른 라이트 테라피 사용법

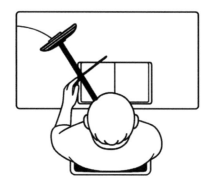

으면, 또는 회사에서 충분히 밝은 빛을 받지 않으면 멜라토닌이 억제되지 않는다.

　그렇다면 사회생활을 하면서 멜라토닌 분비를 어떻게 관리할 수 있을까? 하나의 방법은 바로 라이트 테라피를 시도하는 것이다. 라이트 테라피는 1만 럭스 이상의 밝은 빛이 나오는 라이트 박스나 자연광을 이용하는 치료법이다. 라이트 박스는 온라인 쇼핑몰에서 저렴한 가격으로 쉽게 구매할 수 있다. 라이트 박스를 사용할 때는 약 0.5미터 정도 앞에 배치하고, 15~30분 정도 쬘 수 있는 공간에 놓는 것이 좋다. 예를 들어 책상 위에 두는 방식이다. 이때 1만 럭스 밝기의 빛을 정면으로 바라보지 않고, 살짝 대각선 위치에 두는 것이 바람직하다.

　라이트 테라피는 어두운 새벽에 일찍 일어나거나 야간 근무시 졸음이 밀려와 효율성이 떨어지는 이들에게 권장된다. 기기를 머리보다 높은 곳에 올려놓고 필요한 시간에 매우 환하게 틀어놓아 잠에서 깨어나도록 도울 수 있다.

라이트 테라피는 멜라토닌 조절에 도움을 줄 뿐만 아니라, 혈중 세로토닌 농도를 높이고 뇌에서 세로토닌 활성도를 증진시킨다. 세로토닌 활성도가 증가하면 기분이 자연스럽게 좋아지고, 우울증 치료에도 도움이 될 수 있다. 또한 식욕을 조절하여 비만 개선에도 기여할 수 있다.

아침에 일어나 밝은 빛으로 멜라토닌의 종점을 설정했다면, 이제 멜라토닌의 시작점을 관리해보자. 콜로라도대학교의 연구 결과를 다시 살펴보면, 도시에 살며 인공조명을 쬐는 사람들은 일몰 시간과 상관없이 멜라토닌이 분비되는 반면, 캠핑을 간 사람들은 멜라토닌의 시작이 일몰 시간과 정확히 일치했다. 이처럼 멜라토닌의 시작은 해가 질 무렵 붉은 노을, 즉 레드 라이트를 잘 활용하면 조절할 수 있다.

하지만 도시에 사는 사람들 중에 노을을 보며 '자야겠구나'라고 생각하는 사람이 얼마나 될까? 우리는 해가 지고 나서도 해야 할 일들이 너무 많다. 그렇기 때문에 일몰 때 분비되기 시작하는 멜라토닌과 수면의 시작을 뒤로 미루는 방법에 대해 알아볼 것이다. 이를 이해하기 전에, 실제 수면 장애 사례를 살펴보자.

우리는 흔히 수면 장애 현상으로 불면증만 알고 있지만, 사실 수면주기 전진 증후군과 수면주기 지연 증후군도 존재한다. 수면주기 전진 증후군은 초저녁만 되어도 극도로 졸려 사회 활동을 전혀 할 수 없는 경우이다. 반대로 수면주기 지연 증후군은 잠이 늦게 오는 것으로, 새벽 2~3시에야 잠이 들어 오전 10~11시까지 자야 수면 욕구가 충족되는 증후군이다. 이러한 경우, 수면 자체의 구조나 기능에는 문제가 없지만, 사회생활에서 요구하는 수면 각성 주기와 시간적 차이가 있어 장애를 일으킨다.

수면주기 전진 증후군과 수면주기 지연 증후군은 빛과 멜라토닌을 활용하여 치료할 수 있다. 현재 우리가 논의하고 있는 주제는 '어떻게 하면 일몰 시각에 취침 시간을 맞추지 않고, 사회생활을 하며 수면 시간을 지연시킬 수 있을까?'라는 문제로, 이는 취침 시간을 미뤄야 하는 '수면주기 전진 증후군' 치료와 유사하다. 수면 주기를 지연시키는 데 필요한 것은 바로 매우 밝은 빛이다.

저녁에 업무를 봐야 하는 경우, 저녁 시간부터 취침하기 30분 전까지는 온 집안에 불을 켜 놓아 졸음을 없애준다. 하지만 취침 1~2시간 전부터는 멜라토닌 분비가 시작될 수 있도록 철저히 관리하여 조금씩 소등을 해준다. 온 집안에 켜놨던 불은 점점 끄면서 어두운 공간에 눈길이 갈 수 있도록 만들어 준다. 취침 30분 전부터는 완전히 어둡게 조성해놓고 생활하다가 졸음이 오는 것을 느낄 때 잠을 취하는 것이 바람직하다. 밤늦게까지 밝은 모니터와 전등을 켜 놓고 업무를 보거나 공부를 하다가 바로 취침하는 것은 수면 건강에 좋지 않다. 이러한 경우 멜라토닌 분비가 준비되지 않아 지연되고, 아침에 일어나도 멜라토닌 억제가 일어나지 않아 몽롱한 상태로 아침을 맞이하게 된다.

지금까지 살펴본 바와 같이 빛과 멜라토닌을 잘 관리하기 시작하면, C 과정인 생체리듬이 제대로 잡히기 시작한다. 이런 상태에서 S 과정을 함께 적용하면 숙면을 더욱 효과적으로 유도할 수 있다.

수면 압력을 높여라
아데노신의 활용

우리 몸이 언제 잠을 자야 하고, 언제 깨야 하는지를 결정하는 주된 요인은 두 가지가 있다. 첫 번째는 지금까지 알아본 멜라토닌이고, 두 번째는 아데노신이다. 우리는 흔히 아침에 일어나면 커피 한 잔을 마시는데, 그 속에 들어 있는 카페인이 바로 아데노신 차단제이다. 이처럼 우리는 무의식적으로 아데노신을 관리하며 살아가고 있다.

낮에 얼마나 정신이 또렷하고 주의력이 높은지, 밤에 얼제 피곤함을 느끼고 삼사리에 드는지, 그리고 얼마나 숙면하는지는 결국 멜라토닌과 아데노신, 그리고 건강한 수면을 방해하는 카페인 같은 물질의 균형에 의해 결정된다.

아데노신은 중추신경을 억제하여 수면을 유도하고 피로를 느끼게 하는 물질이다. 우리가 깨어 있을 때 생각하고 결정을 내리는 등 다양한 두뇌 활동을 하면서 뇌신경세포는 아데노신이라는 부산물을 만들어낸다. 깨어 있는 시간이 길어질수록 뇌에는 아데노신이 쌓이는데, 이 화학 물질이 쌓이면서 졸음이 온다. 대부분의 사람은 깨어난 지 12~16시간이 지나면 아데노신 농도가 정점에 이르러 강력한 수면 욕구를 느낀다. 그 후 잠을 자면 아데노신이 제거되어 피로가 풀린다.

아데노신을 활용하여 바이오해킹을 하는 방법은 두 가지가 있다. 첫째는 아데노신을 이용해 수면 압력을 높여 숙면을 취하는 방법이고, 둘째는 아데노신 차단제인 카페인을 적절하게 사용하는 것이다.

아데노신 활용하기

우선 아데노신을 이용한 수면 압력에 대해 알아보자. 이는 압력 밥솥으로 밥을 짓는 것과 유사하다. 하루 동안 아데노신이 조금씩 축적되면서 수면 압력이 쌓인다. 두뇌 활동과 신체 활동

천천히 나이 드는 법

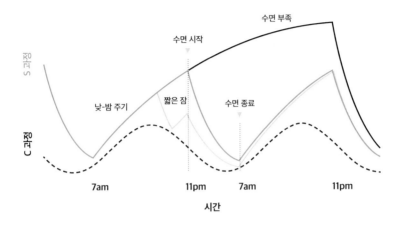

수면 조절의 이중 과정 모델

이 많을수록 아데노신이 더 빨리 쌓이는데, 낮에 아데노신을 축적시키면 밤에 더 깊은 잠을 잘 수 있다.

불면증으로 고생하는 환자들 중에는 수면 압력을 잘 활용하지 못하는 경우가 많다. 예를 들어, 침대에 누워서 잡생각이 많은 타입이 그러하다. 이들은 피곤하지만 긴장을 풀지 못해 잠을 자지 못한다. 즉, 아데노신은 이미 충분히 쌓여 몸은 잠을 자고 싶어 하지만, 긴장을 풀지 못해 잠들지 못하는 것이다. 이러한 환자들에게는 밤에 하는 요가, 어두움을 활용한 환경 조성, 또는 우울증 약을 통해 긴장을 풀어주면, 깊은 잠을 잘 수도 있다.

또 다른 부류의 환자들은 초저녁에 '마이크로슬립micro-sleep'을 경험한다. 긴 하루를 마친 후, 열심히 일한 자신에게 보상을 주기 위해 소파나 침대에 누워 스마트폰을 들여다보면서 영상이나 콘텐츠를 본다. 이때 콘텐츠가 지루해지면 두뇌에 쌓여온 아데노신을 통한 수면 압력으로 인해 뇌가 잠에 빠져들며 졸기 시작한다. 이런 경우, 점차 졸면서 쌓였던 수면 압력 밥솥에서 압력이 빠져나가게 된다. 만약 30분 이상 잠을 자게 되면 3~4단계 수면을 거쳐 숙면을 취하게 되고, 결국 밤에 침대에 들어가면 잠이 오지 않게 된다.

이러한 환자에게는 아데노신의 개념을 설명하고, 수면 압력이 왔을 때 이른 시간이더라도 잠자리에 들 것을 권한다. 만약 너무 이른 시간이라면, 앞서 언급한 빛과 어둠을 활용하여 멜라토닌을 관리할 수도 있다. 저녁 시간에 일부러 빛을 환하게 틀어놓아 수면 압력을 더 늦은 시간으로 끌고 가는 것이다. 이렇게 깨어 있는 시간을 30분씩 늘려가며 취침 시간을 점차 늦추는 방식을 활용할 수 있다. 그러나 수면 압력이 너무 강하게 느껴진다면, 그때는 잠을 청하는 것이 좋다.

또한 몹시 피곤해서 낮잠을 자야 할 경우라면 수면 압력을 방해하지 않도록 주의해야 한다. 전문가들은 3시 이후에는 낮잠을 자지 말 것을 권장한다.

카페인 활용하기

카페인은 아데노신을 차단하여 졸음을 억제하고 각성을 돕는 역할을 한다. 따라서 카페인을 전략적으로 사용하면 숙면에 효과적이다.

스탠퍼드대 신경생물학과 앤드류 후버만 교수는 기상 직후보다는 90분에서 120분 후에 커피를 마시는 것이 더 효과적이라고 권장하는데, 이를 '카페인 딜레이Caffeine Delay'라고 부른다.[10] 대부분의 사람들은 아침에 일어나서 10~30분 이내에 커피를 섭취한다. 커피는 졸음을 깨워주는 효과가 있기 때문이다. 커피 속에 포함된 카페인은 아데노신 수용체에 결합하여 아데노신의 작용을 차단하고, 도파민과 코티졸 호르몬을 증가시켜 잠에서 깨게 하며 집중력을 높여준다.

하지만 문제는 오후에 발생한다. 점심 식사 후 이른 오후에 매우 졸린 현상을 경험하게 되며, 집중력이 떨어지고 카페인이나 단 것을 찾게 된다. 이를 '오후 크래쉬Afternoon Crash'라고 부른다. 이러한 카페인 크래쉬가 발생하는 이유는 아침에 섭취한 카페인이 아데노신이 수용체에 결합하는 것을 차단하여 카페인의 반감기인 4~6시간 동안 아데노신이 작용하지 못하게 되기 때문이다. 하지만 아데노신은 여전히 축적되고 있으며, 수용체에 결합하지 못하고 기다리게 된다. 결국, 카페인의 반감기인 4~6시간이 지나면 축적된 아데노신이 수용체에 급하게 결합하면서 강력한 졸음이 찾아오는 현상이 발생하는데, 이것이 바로 카페인 크래쉬다.

오후에 졸리기 때문에 카페인을 더 섭취하게 되면, 그날 밤의 수면에 방해가 된다. 카페인은 반감기인 4~6시간 이후에도 여전히 체내에 남아 있으며, 반반감기인 8~12시간 이후까지 영향을 미친다. 예를 들어 오후 2시에 섭취한 카페인은 밤 10시~12시까지 체내에 남아 잠드는 것을 방해할 뿐만 아니라, 잠든 후에도 수면 단계에 영향을 미친다. 특히 3~4단계의 회복적 수면을 방해하여 숙면을 취하지 못하게 한다. 결국 아침에 다시 졸리고 피곤함을 느끼며, 카페인을 찾게 되는 악순환이 반복된다. 따라서 커피를 기상하고 바로 마시는 것이 아니라 90~120분 이후에 마셔보자. 그러면 오후에 크래쉬가 오는 것이 아니라 저녁 시간에 크래쉬가 오게 된다.

아침에 졸리지 않게 잠에서 깨는 방법은 앤드류 후버만 교수의 아침 루틴을 참고할 수 있다. 그는 다음과 같은 순서를 추천한다.

1. 아침에 일어나서 수분 부족을 보충하기 위해 이온음료를 마신다.
2. 햇빛을 통해 멜라토닌을 억제하기 위해 밖으로 나가서 자연광을 쫸다.
3. 가벼운 유산소 운동을 한다.

위 세 가지 아침 루틴은 멜라토닌과 아데노신을 억제하고, 코티졸 수치를 높여 잠에서 깨도록 도와준다. 수분이 부족하면 피곤함을 느끼기 때문에, 아침에 일어나 10시간 내로 남성은 평균 3리터, 여성은 2리터의 수분을 섭취하는 것이 중요하다.[11] 또한 가벼운 운동을 통해 코티졸 분비를 촉진시키면 아침에 잠에서 빨리 깨고, 하루를 보다 활기차게 시작할 수 있다.

살짝 추워야 잘 잔다

우리 몸은 더우면 잘 못 자고, 살짝 추우면 잠이 잘 온다. 그래서 신생아기와 영아기를 재울 때 온도를 살짝 낮추기도 한다.

잠을 깊게 자려면 몸속 온도를 낮춰 피부 온도와의 차이를 줄여야 한다. 깨어 있을 때 몸속 온도는 피부 온도보다 섭씨 2도 정도 높다. 그러나 잠을 잘 때는 몸속 온도가 약 0.3도 낮아지며, 이로 인해 몸 겉과 속의 온도 차이가 2도 이내로 좁혀진다. 밤이 깊어지면 체온은 섭씨 1~2도가 더 낮아져, 이는 잠을 자야 한다는 신호로 작용한다. 체온은 계속 내려가며, 최저 온도는 새벽 2~4시 사이에 도달하고, 그 후 다시 온도가 올라오기 시작한다. 하버드대 의과대학 연구에 따르면, 숙면에 가장 적합한 온도는 섭씨 20~25도이며, 섭씨 25~30도에서는 수면의 질이 5~10%

낮아진다고 밝혔다.[12]

수면 건강을 포괄적으로 이해하려면 체온 조절이 수면에 미치는 영향과 그 반대의 경우를 이해하는 것이 중요하다. 특히, 뇌에서 체온 조절과 수면이 서로 어떻게 연결되는지 이해해야 한다. 수면 조절에 중요한 역할을 하는 시상하부의 전반적인 영역에는 열을 감지하는 신경세포가 있으며 이 세포가 수면과 체온 조절에 핵심적인 역할을 한다.

그렇다면 체온을 어떻게 효과적으로 떨어뜨릴 수 있을까? 가장 좋은 방법은 따뜻하게 목욕을 하고 난 후 발생하는 증발을 통해 체온을 낮추는 것이다. 15분 이상 목욕을 하면 몸속 온도가 일시적으로 약 0.5도 상승하지만, 따뜻한 온도로 인해 피부 표면에 있는 모세혈관이 확장하며 몸의 열기가 중심부에서 주변부로 옮겨간다. 주변부로 나와 있는 열기는 증발로 인해 날라가고, 결국 체온은 평소보다 더 떨어지게 된다. 이는 몸속 온도가 올랐던 만큼 떨어지고 나서야 서서히 제자리로 돌아가는 성질을 갖고 있기 때문이다.

가장 이상적인 방법은 취침 90분 전 약 15분 동안 목욕을 한 후, 약 40분 뒤에 잠자리에 드는 것이다. 다만 목욕 시간이 15분보다 짧으면 몸속 온도가 금세 원래 상태로 돌아가 잠자리에 드는 타이밍을 놓칠 수 있으므로, 이 경우에는 차라리 샤워만 하는 것이 좋다.

천천히 나이 드는 법

텍사스대학교 오스틴 캠퍼스에서는 잠자기 전에 하는 따뜻한 목욕이나 사우나가 수면의 질에 미치는 영향을 조사하기 위해 5,322건의 연구 자료를 체계적으로 분석했다. 연구에서는 잠들기까지 소요되는 시간, 총 수면 시간, 수면 효율, 주관적인 수면의 질 등을 고려해 가장 효과적인 목욕 시간과 목욕물의 온도를 조사한 결과, 목욕물의 온도를 섭씨 40도로 조절할 경우 수면의 질이 향상되며, 잠자기 1~2시간 전에 목욕을 하면 잠들기까지 소요되는 시간이 약 10분 정도 단축된다고 나타났다.[13]

만약 사우나나 목욕을 할 여유가 없다면, 족욕으로도 어느 정도의 효과를 볼 수 있다.[14] 족욕은 발의 혈액 순환을 촉진하고 몸 내부의 열 발산을 도와 체온을 떨어뜨려 목욕과 비슷한 효과를 제공한다. 일반적으로 38~42도 정도의 따뜻한 물에 20분가량 족욕을 하는 것이 좋으며, 이때 아로마 오일을 사용하면 심신 안정 효과가 더욱 커진다. 사우나와 목욕에서 열의 증발이 중요한 것처럼, 수면을 취할 때 발은 시원하게 해두는 것이 중요하며, 양말을 신은 채 자는 것은 수면을 방해할 수 있으므로 벗고 자는 것이 좋다.

온도 조절에서 간과하는 부분 중 하나는 실내 에어컨과 히터의 사용이다. 오전과 오후 직장에서 22~23도로 맞춰진 온도에서 업무를 보고, 집에 들어와서도 자동 온도조절기가 22~23도로 맞춰져 있다면, 체온의 변화를 제대로 느끼지 못해 숙면을 방해할 수 있다. 앞서 언급한 것처럼 취침 1~2시간 전에는 체온을 올리고, 수면 시에는 시원하게 자는 것이 중요하다. 따라서 일터와 집 환경의 온도를 민감하게 관리하여 적절한 체온 변화를 유도하는 것이 숙면을 위한 중요한 요소가 될 것이다.

수면을 방해하는 것들

술은 사람을 알딸딸하게 만들어 긴장을 이완시키는 효과가 있는 것은 사실이다. 그러나 알코올의 문제는 간에서 분해된 후 발생한다. 알코올은 알데하이드로 변하고, 이는 뇌로 이동하여 잠을 깨우는 효과를 일으켜 깊은 잠을 방해한다. 구체적으로 술은 수면의 첫 절반 동안 렘 수면을 억제하며, 체내에서 분해되면서 렘 수면의 리바운드를 유발한다. 이로 인해 수면의 후반부에서는 렘 수면이 더 길어지고, 그로 인해 자주 깬 느낌이 들며 푹 자지 못하게 된다. 따라서 깊은 숙면을 원한다면 술은 한 잔이라도 피하는 것이 좋다. 만약 술을 꼭 마셔야 한다면, 취침 3~4시간 전까지 마시는 것이 바람직하다.

또한 우리는 흔히 디카프 커피는 카페인과 무관하다고 생각한다. 하지만 디카프는 디카페인Decaffeinated의 준말로, 넌카페인 Non-caffeinated과는 다르다. 디카프 커피는 일반 커피에서 카페인을

97% 이상 제거하지만, 카페인이 완전히 없는 것은 아니며, 일반적으로 커피 한 잔당 약 2mg의 카페인이 남아 있다. 이는 일반 커피 한 잔에 함유된 95mg에 비하면 적은 양이지만, 카페인에 민감한 사람에게는 수면에 방해가 될 수 있다. 따라서 식사 후 디카프 커피는 피하는 것이 좋다.

카페인은 간 속 효소를 통해 제거되는데, 보통 이 속도는 나이에 따라 달라진다. 나이가 들수록 카페인 제거 속도가 느려져 수면에 더 큰 영향을 미친다. 또한 어떤 이는 카페인을 분해하는 효율이 뛰어나 저녁 때 커피를 마시고도 자정에 별문제 없이 잠들 수 있는 반면, 아주 적은 양에도 민감한 사람이 있을 수 있다. 따라서 자신의 카페인 민감도를 잘 살피고 섭취량을 조절하는 지혜가 필요하다.

또한 많은 사람들이 밤에 자다 깨서 소변이 마려운 증상을 겪는다. 남성은 전립선 비대증, 여성은 과민성 방광으로 인해 주로 밤에 소변을 보게 되며, 이 외에도 수면 무호흡증, 하지 정맥류, 당뇨병 등 여러 원인으로 야간뇨가 발생할 수 있다. 원인은 개인마다 다를 수 있으므로, 정확한 진단을 받기 위해 의료기관에서 상담 및 치료를 받는 것이 좋다.

건강한 수면을 위한 5가지 방법

- **어두움을 조절하라**: 하루 일과를 보내며, 빛과 어둠에 민감하게 반응하도록 한다. 낮에는 밝은 빛을 최대한 많이 쪼이고, 해가 진 후에는 빛을 줄여 어두운 환경을 만든다. 스마트폰에서 나오는 블루라이트를 피하고, 전체적으로 빛을 어둡게 설정하는 것이 좋다.

- **수면 압력 몰아가기**: 아데노신은 하루 동안 점차적으로 쌓여 피로감을 유발하는데, 이 수면 압력이 최고조에 도달해야 제대로 잠들 수 있다. 초저녁이나 오후에 낮잠을 자는 것을 피하고, 아데노신이 최고점에 도달할 때 잠을 청하도록 한다. 만약 아데노신이 충분히 쌓이지 않은 것 같다면, 활동량을 늘리거나 운동을 더 격하게 하여 몸을 피로하게 만들어야 한다.

- **반복하기**: C 과정(생체리듬)과 S 과정(수면 압력)의 동기화를 맞추기 위해 일정한 시간에 자고 일어나는 습관을 들인다. 처음에는 어려울 수 있지만, 반복적으로 실행하다 보면 몸이 자연스럽게 싱크를 맞추게 된다.

천천히 나이 드는 법

- **카페인 딜레이:** 아침에 일어나자마자 커피를 마시지 않는다. 대신에 밝은 햇빛을 눈에 쪼이도록 하고, 만약 햇빛을 받지 못하면 1만 럭스 이상의 라이트를 사용하여 15분 이상 노출시킨다. 시간이 허락된다면 가벼운 운동도 좋다. 기상 후 90~120분 정도가 지나고 나서 커피를 마시는 것이 이상적이다.

- **추워야 잘 잔다:** 사람은 해가 지고 체온이 떨어지면서 잠이 든다. 수면 1시간 전에 사우나, 목욕 또는 족욕을 마치면 몸에서 열이 증발하며 체온이 떨어지므로, 수면을 유도하는 데 도움이 된다. 따라서 계속 일정한 온도로 맞춰놓은 공간에서 생활하기보다, 밤에는 살짝 서늘하게 만들어주는 것이 좋다.

7장

피부 나이를
되돌리는 법

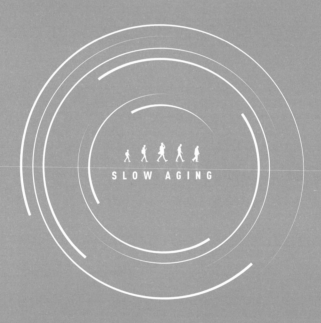

SLOW AGING

과학적인 스킨 케어 루틴

　최근 틱톡 소셜미디어 840만 명의 구독자를 자랑하는 성형외과 전문의인 앤소니 윤Anthony Youn 박사는 의사로서 최고의 경력에 도달했을 때, 한편으로는 회의감을 느꼈다고 고백했다. 그는 자신의 저서《에이지 픽스Age Fix》에서 환자들을 외형적으로만 젊게 만들어주고 있다는 느낌을 받았다고 밝혔다. 이후 그는 내면의 건강을 강조하기 시작하며, 내면이 젊어지는 방법을 그의 영상에서 소개하고 있다.

　그의 이야기를 접했을 때, 노년내과 전문의인 나는 정반대의 회의감을 느꼈다. 지금까지 운동과 식단, 진료 및 검사를 통해 내면의 건강을 중요시했지만, 외적인 노화에 대해서는 소홀히 했던 것이 사실이기 때문이다. 나를 포함하여 많은 분들이 원하는 것은 내면과 외면이 모두 젊고 건강한 사람일 것이라고 생각하게 되었다.

피부 관리에 대해선 한국인이라면 누구나 자부심을 가지고 있을 것이다. 그러나 다양한 제품과 시술이 넘쳐나는 이 시점에서, 어떠한 스킨 케어 루틴이 가장 효과적인지 혼란스러워하는 사람들이 많다. 의학적 근거에 기반한 기본적인 스킨 케어 루틴은 무엇일까? 그것은 바로 세안과 보습, 자외선 차단제, 레티놀 이 세 가지이다.

이를 응용한 나의 스킨 케어 루틴은 다음과 같다.

1. 아침에 세안 후 3분 내로 보습을 해준다.
2. 야외 활동을 하지 않더라도 반드시 자외선 차단제를 바른다.
3. 저녁에는 클렌징 오일로 세안하여 자외선 차단제를 깨끗이 씻어 내준다.
4. 밤에 자기 전에 보습 후, 레티놀 제품을 발라준다.

피부를 늙게 하는 것

트럭 운전사인 윌리엄 멕엘리곳William McElligott 씨는 두 가지 나이를 가지고 있는데 그의 왼쪽 얼굴은 69세의 얼굴, 오른쪽 얼굴은 86세의 얼굴로 불린다. 그는 28년 동안 트럭 운전 일을

천천히 나이 드는 법

했는데 오른쪽 얼굴만 햇빛에 더 지속적으로 노출되어 피부 노화가 촉진되었고, 그로 인해 주름이 생기고 피부가 탄력을 잃었다. 자외선 A(UVA)는 트럭의 창문을 통과하여 피부의 진피층까지 침투해 손상을 일으킨다. 의학적으로 이 현상을 '일사성 피부염'이라고 부른다.

자연적인 피부 노화 과정에서는 수분이 부족해지고, 콜라겐 생성이 둔화되며, 주름이 생기게 된다. 하지만 이를 가속화하는 대표적인 위험 인자 세 가지가 있다. 첫째, 활성산소이다. 이는 매연과 자외선에 의해 피부에서 생성되며, 피부 콜라겐과 엘라스틴의 가교 결함을 촉진시켜 피부 재생을 방해한다. 둘째, 금속 단백효소이다. 이는 만성 염증과 자외선에 의해 활성화되며, 콜라겐을 분해하고 재생을 방해한다. 셋째, 최종당화산물이다. 이는 피부 콜라겐과 결합하여 탄력 손실, 주름, 염증, 피부 세포 성장 저해 및 노화를 촉진한다.

피부과 의사에게 물어보면, 고객에게 제공하는 치료와 시술의 80~90%가 콜라겐 재생을 목표로 한다고 말할 정도로 콜라겐은 피부 건강에 중요한 요소이다. 이미 손상된 콜라겐을 재생시키는 것은 어렵기에 피부과 치료가 필요하지만, 콜라겐 파괴를 예방하고 보호하는 방법은 집에서도 충분히 실행할 수 있다.

이번 장에서는 콜라겐을 보호하는 방법과 보습, 자외선 차단에 대해 알아보며, 의학적으로 가장 근거 있는 피부 노화를 방지하는 홈케어 루틴을 소개하고자 한다.

피부 탄력을 지키는 레티놀

콜라겐은 신체에서 중요한 역할을 하는 단백질로, 피부를 비롯한 연골, 근육, 모발 등 전신에 분포되어 있다. 특히 피부의 진피는 90%가 콜라겐으로 구성되어 있어 피부 탄력을 유지하는 데 중요한 역할을 한다. 20대 중반부터 콜라겐은 매년 약 1%씩 감소하고, 폐경 후 5년 안에 콜라겐의 30%가 급격히 줄어들며, 피부가 처지고 주름이 생기게 된다. 주름의 주요 원인은 피부 속 지지대 역할을 하는 진피의 콜라겐 양과 기능의 저하 때문이다. 그렇다면 젊을 때부터 콜라겐을 유지하는 습관을 지니면 어떻게 될까?

스킨 케어에 관심이 있다면 레티놀과 스티바 A라는 용어가 익숙할 것이다. 레티놀은 피부 세포와 만나면 레티노익산을 생성해 콜라겐을 합성하고 탄력 섬유를 재생하는 데 도움을 준다. 레티놀은 피부과 전문의들 사이에서 신비한 성분으로 여겨질 정도로 그 효과는 의학적으로 강력하게 입증되어 있다. 요약하자면 레티놀의 주요 효능은 다음과 같다.

노화에 따른 피부층 변화

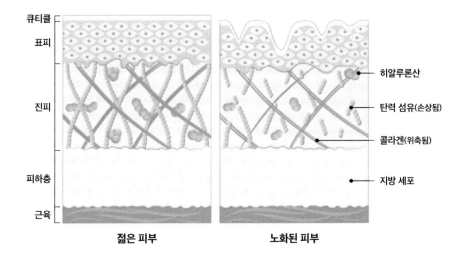

주름 개선: 콜라겐과 엘라스틴의 생성을 증가시켜 주름을 옅게 만들고 피부 탄력을 높여준다.

미백: 색소 침착이나 잡티 등 피부 문제를 개선하는 데 도움을 준다.

피부 재생 및 항암 효과: 레티놀은 피부 세포의 생장과 분화를 촉진해 손상된 피부 조직을 치유하고 피부 재생 속도를 높인다. 또한 피부 암세포의 분열을 억제하고 정상 피부 세포의 분화를 도와 피부 암 예방 및 치료에도 사용된다.

레티놀 0.1%와 스티바 A 같은 레티노익산 0.1%를 4주 동안 사용한 여성 참가자와 일반 크림을 사용한 여성 참가자의 피부를 비교한 결과, 레티놀과 레티노익산을 사용한 참가자의 피부에서 콜라겐 층이 더 두꺼워지고 콜라겐 양이 많아졌다.[1] 이와 같은 결과는 레티놀과 레티노익산이 실제로 피부에 유의미한 영향을 미쳐 주름 개선과 피부 재생에 도움을 준다는 것을 입증하는 사례이다. 레티놀은 주름 개선, 미백, 그리고 항암 효과까지 있는 뛰어난 항노화 성분이므로, 피부 관리에 관심이 적은 중장년 남성들에게도 매우 권장되는 제품이다.

처음 사용할 때는 민감한 피부를 고려하여 적은 양부터 시작하는 것이 중요하다. 처음에는 일주일에 2~3번, 완두콩 크기만큼 손에 덜어 피부 보습제와 섞어서 바르는 것이 좋다. 피부가 적응하는 데 약 2주 정도 걸리며, 효과를 보기까지는 4~12주 정도 소요될 수 있다. 처음에 피부 자극을 받을 수 있으나 꾸준히 바르는 것이 핵심이다. 레티놀 성분은 햇빛을 받으면 산화 작용을 일으켜 광과민성 반응을 유발할 수 있다. 그러므로 가급적 밤에 사용하는 것을 권장한다.

레티놀은 화장품에 들어가며, 레티놀의 20배의 강도에 달하는 스티바 A는 의사의 처방전이 있어야 사용할 수 있다. 지난 5~10년간 처방받아 사용하는 레티노익 에시드 계열의 제품들도 크게 발전하여, 부작용이 줄어든 2세대, 3세대 제품들이 출시되고 있다. 참고로 레티놀은 임산부나 수유 중이거나, 임신을 계획 중인 경우 사용을 피해야 한다. 이는 태아의 선천성 기형을 유발할 수 있기 때문이다.

콜라겐 펩타이드 섭취하기

콜라겐 섭취를 늘려줌으로써 피부 탄력을 개선할 수 있을까? 오랫동안 대다수의 의사들은 그 효과를 의심했지만, 2021년 발표된 메타분석은 이러한 생각을 살짝 바꾸었다. 이 연구에서는 19개의 무작위 대조군 임상시험을 분석한 결과, 총 1,125명의 환자가 90일간 콜라겐을 섭취한 후 피부 수분량과 탄력이 증가하고 주름이 개선되었다고 발표했다. 비슷한 연구 결과가 2023년의 메타분석 연구에서도 나왔으며, 이 역시 수분량 개선($P < 0.00001$)과 탄력 증가($P < 0.00001$)를 확인했다. 그렇다면 콜라겐 섭취가 정말 효과적이라고 믿고 섭취해도 괜찮을까?

한때 콜라겐을 먹으면 피부가 좋아진다는 이야기가 있어 콜라겐이 풍부한 돼지 껍데기와 족발 같은 음식이 유행했다. 하지만 안타깝게도 콜라겐은 그 자체로 흡수되지 않는다. 그 이유는 우리 몸의 소화 과정과 관련 있다. 장에서 영양분을 흡수할 때, 콜라겐과 같은 대형 단백질은 아미노산이나 디펩타이드 같은 기초 구성 단위로 분해되어야만 흡수된다. 이를 보완하기 위해 '저분자 콜라겐 펩타이드' 형태로 세룸이 출시되어 흡수를 돕고, 피부가 콜라겐을 만들기 위한 준비물을 보충해준다. 이러한 방식으로 섭취했을 때, 콜라겐이 피부까지 도달한다는 것이 연구를 통해 증명되었다.

콜라겐 펩타이드의 효과에 대해 정확히 알기 위해서는 아직 대규모 임상시험이 필요하다. 비록 무작위 대조군 임상시험을 바탕으로 한 메타분석 결과가 있긴 하지만, 이 연구에 참여한 환자는 1,125명에 불과하다. 그러나 모든 치료법에 대해 완벽하게 설계된 임상시험을 기다릴 수만은 없기에, 피부 탄력을 개선하여 피부 노화를 늦추고 싶다면, 콜라겐 섭취를 고려할 수 있다. 다만, 부작용으로는 콜라겐이 진피에 과다하게 공급되어 여드름이 생길 수 있으며, 만성 신장 질환 등으로 단백질 섭취가 제한되는 경우에는 사전에 의사와 상담한 후 섭취할 것을 권장한다.

피부는 보습이 필요하다

피부 보습이 피부 건강을 유지하는 데 매우 중요한 역할을 한다는 사실은 많은 사람들이 잘 알고 있다. 그런데 사람들에게 피부 보습을 어떻게 하고 있는지 물어보면, 얼굴 세안제 대신에 비누를 사용하여 얼굴의 기름을 모두 빼앗기거나 건조해진 피부에 보습제를 바르지 않는 경우도 종종 접한다.

피부 보습의 첫 번째 법칙은 세안 후 3분 내에 보습을 하는 것이다. 세안 후 피부에 남아 있는 수분이 증발하기 전에 즉시 보습제를 바르면 피부가 수분을 더 잘 유지할 수 있다. 피부에 수분이 부족하면 피부 장벽(각질층)이 약화되어 외부 자극(자외선, 오염 물질 등)에 더 민감해진다. 이는 염증 반응을 일으키고 장기적으로 콜라겐 분해를 촉진하여 노화를 가속화한다. 보습제는 피부 장벽을 튼튼하게 유지해 외부 자극으로 인한 손상을 예방한다.

보습을 제대로 하지 않으면 주름이 생기고 피부 처짐으로 이어질 수 있다. 피부가 건조할수록 콜라겐과 엘라스틴(피부 탄력을 유지하는 단백질)의 분해가 빨라지며, 피부가 얇아지고 탄력을 잃어 주름과 피부 처짐을 유발한다.

그렇다면 이제 기본적인 보습 방법을 알아보자. 먼저 내 피부에 맞는 보습제를 선택해야 한다. 자신이 건성 피부라면 히알루론산, 세라마이드, 글리세린, 쉐어버터 등 강력한 보습 성분이 포함된 크림을 사용한다. 지성 피부라면 오일프리 또는 젤 타입의 가벼운 보습제가 좋다. 민감성 피부라면 향료나 파라벤 등이 없는 저자극 보습제를 사용하도록 하자.

둘째, 밤에 보습을 강화해야 한다. 밤에는 피부 재생이 활발

히 일어나므로, 리치한 밤용 보습제를 사용하면 노화 예방에 효
과서이다. 거울걸 공기는 수분을 유지하시 못해 너 선조해지기
때문에 보습을 한 후 바셀린을 얇게 펴 발라주는 것도 방법이다.

무조건 자외선 차단제

자외선은 피부 건조와 노화의 주범으로 피부 세포의 DNA와
콜라겐, 엘라스틴 같은 중요한 성분들을 손상시킨다. 이런 손상
된 세포가 피부에 점차 쌓이면서 노화가 가속화되는 것이다. 자
외선uv은 크게 UVA와 UVB로 나뉘며, 두 가지 모두 피부 노화
에 영향을 미친다. UVA는 파장이 길어 피부 진피층까지 깊숙이
침투하여 콜라겐과 엘라스틴 섬유를 파괴하고, 주름과 탄력 감
소를 유발한다. UVB는 피부 표면(표피)에 영향을 주어 화상을
입히고, 시간이 지나면서 색소 침착과 DNA 손상을 통해 피부암
과 노화를 유발한다.

따라서 이러한 자외선으로부터 피부를 보호하기 위해 낮에
는 보습제 위에 자외선 차단제를 꼭 발라야 한다. 자외선 차단제
는 이러한 DNA 손상을 방지하고 콜라겐 분해를 억제하여 피부
를 보호한다. 이는 주름, 색소 침착, 피부 처짐 등 광노화를 예방
하는 핵심적인 기전이다.

무작위 대조군 임상시험에서 젊은 성인에게 자외선 차단제를 4.5년 동안 사용하도록 했는데, 이를 꾸준히 사용한 그룹은 자외선 차단제를 사용하지 않은 그룹에 비해 피부 노화가 훨씬 덜 진행되었다.[2] 이는 자외선 차단제가 DNA 손상과 콜라겐 분해를 막아 피부 탄력을 유지하는 데 효과적임을 보여준다.

자외선은 나이에 상관없이 피부 노화를 일으키는 주요 원인이므로 최대한 어릴 때부터 사용하는 것이 좋다. 20세 이전에는 피부 속 색소 세포인 멜라노사이트가 자주 휴식 상태를 유지하므로 자외선에 노출되어도 색소 침착으로 이어질 가능성이 적다. 하지만 20세 이후에는 멜라노사이트가 활발히 활동하기 시작한다. 이때 어릴 때부터 피부에 축적된 멜라닌이 햇빛을 받으면 과도하게 생성되어 기미나 주근깨 같은 색소 문제로 이어지기 쉽다. 특히 주름과 색소 침착 같은 피부 변화는 자외선으로 인한 광노화가 오랜 시간 쌓이면서 나타난다.

이러한 이유로 자외선 차단제를 사용하는 것이 매우 중요하다. 자외선 차단제는 생후 6개월 이후부터 사용할 수 있으므로, 어릴 때부터 자외선 차단제를 바르는 습관을 들이도록 하자. 자외선 차단제를 꾸준히 사용하는 것만으로도 피부를 건강하고 젊게 유지할 수 있다.

자외선 차단제를 선택할 때는 SPF(자외선 차단 지수)가 30에서 50 사이인 제품을 고르는 것이 좋다. 일상적인 활동에는 SPF

30 이상을 권장하며, 실외 활동이 많거나 햇볕이 강한 환경에서는 SPF 50을 사용하는 것이 바람직하다. 또한 UVA와 UVB를 모두 차단할 수 있는 제품을 선택하는 것이 중요하다. 자외선 차단제는 외출 15~30분 전에 발라 피부에 충분히 흡수될 시간을 주어야 한다. 특히 땀을 흘리거나 물놀이를 할 경우 자외선 차단제의 효과가 감소하므로 재도포는 필수이다. 실내에 있을 때도 UVA는 창문을 통해 들어오므로 자외선 차단제를 꾸준히 사용하는 것이 좋다.

자외선 차단제는 피부에 밀착되도록 설계되어 있어 일반 세안제로는 완전히 제거되지 않을 수 있다. 특히 유분이 많은 제품이나 워터프루프 자외선 차단제는 오일 기반 클렌저를 사용하는 것이 효과적이다. 마른 손에 클렌징 오일이나 클렌징 밤을 덜어 얼굴에 부드럽게 마사지하면 자외선 차단제가 녹으면서 피부에 쌓인 오염물도 함께 제거된다. 세안을 할 때는 먼저 클렌징 오일로 메이크업과 자외선 차단제를 씻어낸 후, 수용성 폼 클렌저나 젤 클렌저로 한 번 더 세안하여 잔여물을 말끔히 씻어낸다. 이중 세안은 피부에 부담을 최소화하면서 깨끗하게 클렌징할 수 있는 효과적인 방법이다.

바디 전용 자외선 차단제는 보습 성분이 포함된 샤워 오일이나 약산성 바디 클렌저를 사용해 제거하는 것이 좋다. 워터프루프 제품은 클렌징 타올이나 바디 스크럽을 부드럽게 사용하면 효과적으로 제거할 수 있다.

얼굴이 처지는 이유

일란성 쌍둥이 가운데 한 명이 다른 한 명보다 나이가 들면서 더 얼굴이 처지는 경우가 있다. 일란성 쌍둥이인데 왜 한 명만 얼굴이 처지는 것일까? 그 원인은 바로 비염에 있었다.[3] 비염 환자는 코 막힘 때문에 입으로 숨을 쉬는 경우가 많다. 장기간 입으로 호흡을 하면 안면 근육과 뼈 구조에 영향을 줄 수 있다. 특히 입 주위와 턱 주변 근육의 탄력이 저하되면서 얼굴이 처지는 원인이 될 수 있다. 이는 어린이뿐만 아니라 성인의 안면 구조에도 영향을 미칠 수 있다.

코 점막의 염증은 주변 조직의 부종과 림프 순환 장애를 유발할 수 있다. 림프 순환이 원활하지 않으면 얼굴에 부종이 생기거나 피부 탄력이 저하될 가능성이 커진다. 또한 비염은 만성적인 염증 상태를 유발하는데, 이러한 염증 반응은 콜라겐과 엘라스틴 같은 피부 탄력 섬유의 분해를 촉진할 수 있다. 그 결과, 피부가 점점 얇아지고 처지는 현상이 나타날 수 있다. 그렇다면 이 비염은 어떻게 관리할 수 있을까?

알레르기 비염의 경우, 알레르기 유발 물질을 피하는 것이 기본이며, 항히스타민제나 비강 스테로이드 스프레이와 같은 약물을 활용해 증상을 조절하는 것이 중요하다. 만성 비염이라면 적절한 치료를 통해 염증을 완화하고 코 막힘을 개선하는 것이 필요하다.

또한 얼굴 근육의 탄력을 유지하기 위해 얼굴 요가나 근육 강화 운동을 정기적으로 시행하면 얼굴 처짐을 예방하는 데 도움이 될 수 있다. 림프 순환을 촉진하고 혈류를 개선하기 위해 얼굴 마사지를 하거나, 온찜질을 통해 혈액 순환을 돕는 것도 유용하다.

노화와 탈모

노화는 신체 전반에 다양한 변화를 유발하는데 그중 하나가 탈모이다. 탈모는 유전적 요인, 호르몬 변화, 환경적 요인 등에 의해 발생하지만, 노화는 이러한 모든 요소를 가속화하는 중요한 요인으로 작용한다. 노화와 탈모의 연관성을 이해하려면 다음과 같은 주요 요소를 살펴볼 필요가 있다.

먼저, 모낭 세포의 노화이다. 머리카락은 모낭에서 생성되는데, 노화가 진행되면서 모낭 세포의 활동이 감소하여 새로운 모발을 생성하거나 기존 모발을 유지하는 능력이 약화된다. 나이

천천히 나이 드는 법

가 들면 남성호르몬인 테스토스테론이 모낭에서 디하이드로테스토스테론DHT으로 전환되는 비율이 증가하는데, 이는 모낭을 위축시키고 모발을 점점 얇아지게 하며 궁극적으로 탈모로 이어질 수 있다. 여성의 경우 폐경 후 에스트로겐 감소로 인해 모발이 가늘어지고 밀도가 줄어들게 된다. 또한 나이가 들수록 두피의 피지선 분비가 감소하면서 두피가 건조해지거나 민감해질 수 있다. 이는 건강한 모낭 환경을 유지하는 데 방해가 되어 탈모를 촉진할 가능성이 크다.

또한 활성산소로 인한 산화 스트레스는 모낭 세포를 손상시키고 모발 성장을 저해하는 중요한 요인이다. 산화 스트레스는 노화와 밀접하게 관련되어 있으며, 모발의 색소 세포(멜라닌 세포) 손실을 유발해 흰머리가 생기는 원인이 되기도 한다.

그렇다면 어떻게 더 건강한 모발을 유지할 수 있을까? 노화를 완전히 막을 수는 없지만, 다음과 같은 방법을 실천하면 모발을 젊고 건강하게 유지하는 데 도움이 될 수 있다.

먼저 단백질, 철분, 비타민 A, C, D, E, 아연과 같은 영양소를 섭취하는 것이 필요하다. 특히 비오틴과 오메가-3 지방산은 모발 강도를 유지하는 데 도움을 준다. 또한 두피가 건조해지지 않도록 수분을 충분히 섭취하는 것이 중요하다. 만성 스트레스는 탈모를 촉진할 수 있으므로 명상, 운동, 취미 생활 등을 통해 효과적으로 관리하는 것이 필요하다.

두피는 모발 성장의 중요한 기반이므로, 정기적인 마사지를 통해 두피의 혈류를 증가시키는 것도 도움이 된다. 마사지는 모낭에 산소와 영양분을 원활하게 공급하고, 과도한 피지와 노폐물을 제거하여 두피 환경을 개선한다. 또한 비타민 C, E, 셀레늄, 코엔자임 Q10 등의 항산화제는 활성산소를 줄이고 모낭 세포의 손상을 예방할 수 있다. 자외선은 두피와 모낭에 산화 스트레스를 유발하므로, 모자를 쓰거나 자외선 차단제를 사용하는 것이 효과적이다. 염색, 파마, 탈색 등은 모발과 두피를 손상시킬 수 있으므로 사용을 줄이거나 두피에 자극을 주지 않는 제품을 선택하는 것이 좋다. 또한 모발 보호제를 함께 사용하는 것이 바람직하다.

탈모 예방이나 관리를 위해서는 식약처에서 승인한 미녹시딜과 피나스테리드 같은 약물을 사용할 수 있다. 또한 자신의 혈액에서 혈소판이 농축된 혈장을 추출하여 두피에 주입하는 PRP Platelet Rich Plasma 치료법도 있다. 혈장에는 성장 인자와 단백질이 풍부하게 포함되어 있어 조직 재생과 회복을 촉진하는 데 도움을 준다. 심한 탈모의 경우 모발 이식 수술도 고려할 수 있다.

당신의 삶은
분명 달라질 것이다

만 2살 반 남자아이를 키우다 보니, 한창 말을 배울 때라 동요를 자주 듣는데, 한 동요가 본 책의 내용과 여러 면으로 일관된다는 것이 흥미로웠다.

아이스크림 맛이 있어서 하나 먹고 둘 먹고 또 먹었더니
꾸르르르르 꾸르르르르 꾸륵 꾸륵 배가 아파요.
어지러웠죠, 골치 아팠죠, 병원에 갔죠, 주사 맞았죠.
그런데 내 동생들이 하나 먹고 둘 먹고 또 먹겠대요.
그러면 안 돼, 그러면 안 돼, 떽 떽 떽"

〈그러면 안 돼〉 김성균 작사/작곡

그 내용은 초가공식품인 아이스크림을 반복해서 섭취하니 장내 미생물의 변화가 생겨 배가 아프고, 만성 염증이 생기고, 결국 큰 병이 생겨 병원에 가서 치료를 받았다는 것이다. 노년내과 전문의에게는 동요도 이런 방식으로밖에 안 들리나 보다. 아무튼 마지막 부분이 가장 뿌듯했다. 동생들에게 그러면 안 된다는 말을 해주는 누나가 대견한 것이다.

지금까지 여섯 단계의 건강 습관을 함께 살펴보았다. 이제 여러분이 동요에 나오는 첫째 아이처럼 되었다. 식단에서 초가공식품을 빼고, 30가지 이상의 야채 및 채소를 섭취하고, 단백질을 적절히 섭취하며, 운동과 수면을 잘 챙기는 첫째가 되어 동생들이 "하나 먹고 둘 먹고 또 먹겠다"고 할 때 할 말이 많아진 것이다.

나 자신의 건강을 되찾기 위해 시작했던 여정이 이렇게 책으로 남게 되어 뿌듯하다. 스탠퍼드대 교수님들의 지도와 그곳에서 환자들을 진료하며 시작된 이 여정은, 나를 건강하게 만들었고, 내 환자들을 건강하게 했다. 이제는 이 책을 통해 많은 이들에게 긍정적인 영향을 미칠 수 있기를 기대한다.

이 책에서 소개한 습관들은 단지 나 자신의 변화에 그치지 않았다. 10대부터 90대까지 다양한 연령대의 환자들에게 적용해 실제로 변화를 이끌어냈다. 수많은 환자들의 진심 어린 후기가 이를 증명해준다.

"원장님은 약물보다 건강한 식단과 운동을 통해 건강을 유지하고 악화를 예방하는 방법을 가르치시는 데 우선순위를 둡니다."
_하○○, 65세 여성

"수년 동안 수면제를 복용했지만 불면증이 나아지지 않았는데, 임원장님 덕분에 이제는 수면제 없이도 숙면을 취하고 있습니다."
_한○○, 76세 남성

"노인성 후유증에 대해 상세히 설명해주실 뿐 아니라, 약으로 해결할 수 없는 부분까지 운동과 생활 습관 개선을 통해 도와주십니다."_김○○, 74세 남성

"저는 평소에 등산을 자주 하였는데 임영빈 선생님이 등산 대신 헬스장에서 하체와 엉덩이 근육 운동을 권하셨고, 그 방법까지 자세히 알려주셨습니다. 3개월 동안 꾸준히 실천한 결과, 당뇨 수치는 물론 몸 전체 건강 상태까지 눈에 띄게 좋아졌습니다."
_정○○, 69세 남성

60~70대 환자분들뿐만 아니라, 10대부터 90대까지 다양한 연령대의 환자분들이 진료실에서 직접 들려준 이야기들을 떠올리면, 습관을 파악하고 개선하기 위해 함께 고민하며 나누었던

시간들이 참으로 보람차게 느껴진다.

또한 나는 의사에게만 답을 구하려 하지 말고, 꾸준히 운동하고 건강한 습관을 유지하는 주변 사람들에게도 배우길 권하고 싶다. 직접 실천하고 있는 이들에게는 "왜 이런 운동을 하세요?"라고 물어보고, 아직 실천하지 못하고 있는 이들에게는 "이런 식단을 얼마나 오래 유지해왔어요?"라고 물어보자. 건강한 습관을 가진 사람들은 저마다의 이유가 있다. 주변에 건강을 위해 노력하는 이들이 많아질수록, 나 또한 자연스럽게 그런 삶을 따라가게 된다.

이런 노력을 하는 사람들을 간접적으로 관찰하는 방법도 있다. 바로 유튜브를 활용하는 것이다. 최고의 유산소 운동인 크로스핏을 가르치는 '아모띠' 채널, 마른 체형에서 벗어나기 위해 노력하는 이들이 모인 '메루치양식장-체중증량 TV' 채널, 근력 운동을 쉽고 정확하게 가르치는 '강경원' 채널을 통해, 그들이 얼마나 꾸준히 운동하고 어떤 식사를 하는지 엿볼 수 있다. 또한 요즘은 실시간 번역 기능도 좋아져, 바이오해킹과 노화 지연에 관심이 있다면 '브라이언 존슨Bryan Johnson' 채널도 참고해볼 수 있다.

마지막으로, 감사의 마음을 전하고 싶다. 책을 출판하기까지 도와준 이들이 많다. 밤늦게까지 논문을 뒤적이며 위암과 대장암 예방을 연구하시는 소화기내과 전문의 아버지께 감사의 말

천천히 나이 드는 법

씀을 전한다. 아버지의 학구열은 내게 평생 배움의 끈을 놓지 않게 해주셨다. 점차 '의사 어머니'에서 인자한 어머니상으로 따뜻하게 변모하신 어머니께도 감사드린다. 그리고 잠언 31장 말씀처럼, 본인의 전문직을 충실히 이행하고, 남편을 최고로 내조해주는 나의 진주보다 귀한 현숙한 아내 윤정에게 사랑과 고마움을 전한다. 끝으로, 퇴근 후 "아빠~"하고 달려오는 우리 아이들, 배움을 즐길 줄 아는 조이와 누나의 모든 것을 따라 하는 단순한 막내 조단이가 아빠의 큰 원동력이다.

바쁜 일정에도 기꺼이 추천사를 써주신 소중한 멘토 교수님들과 지인들께 무궁한 감사를 드린다. 또한 책의 내용을 다듬어준 담당 편집자에게도 큰 빚을 졌다.

건강을 지키는 길은 생각보다 멀리 있지 않다. 바로 오늘, 작은 실천을 시작하는 것. 그 첫걸음을 내딛는 순간, 당신의 삶은 분명 달라질 것이다.

1장 | 우리는 어떻게 나이 들고 있는가

1. Scott, Andrew J., Martin Ellison, and David A. Sinclair. The Economic Value of Targeting Aging. Nature Aging, vol. 1, 2021, pp. 616–623.

2. Shen, Xiaotao, Chuchu Wang, Xin Zhou, Wenyu Zhou, Daniel Hornburg, Si Wu, and Michael P. Snyder. Nonlinear Dynamics of Multi-Omics Profiles During Human Aging. Nature Aging, vol. 4, 2024, pp. 1619–1634.

3. https://www.rejuvenationolympics.com/dunedin-pace

4. https://www.aacr.org/about-the-aacr/newsroom/news-releases/accelerated-aging-may-increase-the-risk-of-early-onset-cancers-in-younger-generations/

5. Jorge Alejandro Alegría-Torres, Andrea Baccarelli, Valentina Bollati, Epigenetics and Lifestyle, 《Epigenomics》, vol. 3, no. 3, 2011, pp. 267–277.

6. Kara N. Fitzgerald, Romilly Hodges, Douglas Hanes, Emily Stack, David Cheishvili, Moshe Szyf, Janine Henkel, Melissa W. Twedt, Despina Giannopoulou, Josette Herdell, Sally Logan, Ryan Bradley, Potential Reversal of Epigenetic Age Using a Diet and Lifestyle Intervention: A Pilot Randomized Clinical Trial, 《Aging (Albany NY)》, vol. 13, no. 7, 2021, pp. 9419–9432.

7. Kathleen Mullan Harris, Brandt Levitt, Lauren Gaydosh, Chantel Martin, Jess M. Meyer, Aura Ankita Mishra, Audrey L. Kelly, Allison E. Aiello, Sociodemographic and Lifestyle Factors and Epigenetic Aging in US Young Adults, 《JAMA Network Open》, vol. 7, no. 7, 2024, Article no. e2427889.

2장 | 병 없이 오래 사는 사람들 : 만성 염증부터 잡아라

1. Laura C. Rosella, Emmalin Buajitti, Risk of Premature Mortality Due to Smoking, Alcohol Use, Obesity and Physical Activity Varies by Income: A Population-Based Cohort Study, 《SSM - Population Health》, vol. 25, 2024, Article no. 101638.

2. Lijie Kong, Chaojie Ye, Yiying Wang, Tianzhichao Hou, Jie Zheng, Zhiyun Zhao, Mian Li, Yu Xu, Jieli Lu, Yuhong Chen, Genetic Evidence for Causal Effects of Socioeconomic, Lifestyle, and Cardiometabolic Factors on Epigenetic-Age Acceleration, 《The Journals of Gerontology: Series A》, vol. 78, no. 7, 2023, pp. 1083–1091.

3. Sarah E. Berry, Ana M. Valdes, David A. Drew, Francesco Asnicar, Mohsen Mazidi, Jonathan Wolf, Joan Capdevila, George Hadjigeorgiou, Richard Davies, Haya Al Khatib, Christopher Bonnett, Sajaysurya Ganesh, Elco Bakker, Deborah Hart, Massimo Mangino, Jordi Merino, Inbar Linenberg, Patrick Wyatt, Jose M. Ordovas, Christopher D. Gardner, Linda M. Delahanty, Andrew T. Chan, Nicola Segata, Paul W. Franks, Tim D. Spector, Human Postprandial Responses to Food and Potential for Precision Nutrition, 《Nature Medicine》, vol. 26, 2020, pp. 964–973.

4. Priya Mohanty, Husam Ghanim, Wael Hamouda, Ahmad Aljada, Rajesh Garg, Paresh Dandona, Both Lipid and Protein Intakes Stimulate Increased Generation of Reactive Oxygen Species by Polymorphonuclear Leukocytes and Mononuclear Cells, 《The American Journal of Clinical Nutrition》, vol. 75, no. 4, 2002, pp. 767–772.

5. Eurídice Martínez Steele, Larissa Galastri Baraldi, Maria Laura da Costa Louzada, Jean-Claude Moubarac, Dariush Mozaffarian, Carlos Augusto Monteiro, Ultra-Processed Foods and Added Sugars in the US Diet: Evidence from a Nationally Representative Cross-Sectional Study, 《BMJ Open》, vol. 6, no. 3, 2016, Article no. e009892.

6. https://www.bmj.com/content/384/bmj-2023-077310

7. Park, Yongsoon, Omega-3 Index as a Risk Factor for Cardiovascular Diseases and Its Application to Korean Population, 《Journal of Obesity & Metabolic Syndrome》, vol. 19, no. 1, 2010, pp. 1–8.

3장 | 활력 넘치는 삶은 심장에서 시작된다

1. Lorcan S. Daly, Bas Van Hooren, Philip Jakeman, Physiological Characteristics of a

92-Year-Old Four-Time World Champion Indoor Rower, 《Journal of Applied Physiology》, vol. 135, no. 6, 2023, pp. 1215-1222.

2. Kyle Mandsager, Serge Harb, Paul Cremer, Dermot Phelan, Steven E. Nissen, Wael Jaber, Association of Cardiorespiratory Fitness with Long-Term Mortality Among Adults Undergoing Exercise Treadmill Testing, 《JAMA Network Open》, vol. 1, no. 6, 2018, Article no. e183605.

3. Johan S. R. Clausen, Jacob L. Marott, Andreas Holtermann, Finn Gyntelberg, Magnus T. Jensen, Midlife Cardiorespiratory Fitness and the Long-Term Risk of Mortality: 46 Years of Follow-Up, 《Journal of the American College of Cardiology》, vol. 72, no. 9, 2018, pp. 987–995.

4. Arne Astrup, The Relevance of Increased Fat Oxidation for Body-Weight Management: Metabolic Inflexibility in the Predisposition to Weight Gain, 《Obesity Reviews》, vol. 12, no. 10, 2011, pp. 859–865.

5. https://www.mariusbakken.com/the-norwegian-model.html

4장 | 근육 자산을 기르는 습관

1. Kelly A. Bowden Davies, Samuel Pickles, Victoria S. Sprung, Graham J. Kemp, Uazman Alam, Daniel R. Moore, Abd A. Tahrani, Daniel J. Cuthbertson, Reduced Physical Activity in Young and Older Adults: Metabolic and Musculoskeletal Implications, 《Therapeutic Advances in Endocrinology and Metabolism》, vol. 10, 2019, Article no. 2042018819888824.

2. Micah J. Drummond, Hans C. Dreyer, Bart Pennings, Christopher S. Fry, Shaheen Dhanani, Edgar L. Dillon, Melinda Sheffield-Moore, Elena Volpi, Blake B. Rasmussen, Skeletal Muscle Protein Anabolic Response to Resistance Exercise and Essential Amino Acids Is Delayed with Aging, 《Journal of Applied Physiology (1985)》, vol. 104, no. 5, 2008, pp. 1452–1461.

3. Cameron Keith McDonald, Mikkel Z. Ankarfeldt, Sandra Capra, Judy Bauer, Kyle Raymond, Berit Lilienthal Heitmann, Lean Body Mass Change Over 6 Years Is Associated with Dietary Leucine Intake in an Older Danish Population, 《British Journal of Nutrition》, vol. 115, no. 9, 2016, pp. 1556–1562.

4. Mariangela Rondanelli, Catherine Klersy, Gilles Terracol, Jacopo Talluri, Roberto Maugeri, Davide Guido, Milena A. Faliva, Bruno S. Solerte, Marisa Fioravanti, Henry Lukaski, Simone Perna, Whey Protein, Amino Acids, and Vitamin D Supplementation with Physical Activity Increases Fat-Free Mass and Strength, Functionality, and Quality of Life and Decreases Inflammation in Sarcopenic Elderly, 《American Journal of Clinical Nutrition》, vol. 103, no. 3, 2016, pp. 830–840.

5. https://biz.chosun.com/site/data/html_dir/2018/11/02/2018110202503.html

6. Andrew M. Holwerda, Imre W. K. Kouw, Jorn Trommelen, Shona L. Halson, Will K. W. H. Wodzig, Lex B. Verdijk, Luc J. C. van Loon, Physical Activity Performed in the Evening Increases the Overnight Muscle Protein Synthetic Response to Presleep Protein Ingestion in Older Men, 《Journal of Nutrition》, vol. 146, no. 7, 2016, pp. 1307–1314.

7. Gommaar D'Hulst, Evi Masschelein, Katrien De Bock, Resistance Exercise Enhances Long-Term mTORC1 Sensitivity to Leucine, 《Molecular Metabolism》, vol. 66, 2022, p. 101615.

8. https://bjsm.bmj.com/content/56/13/755

9. Chao-lei Chen, Lin Liu, Jia-yi Huang, Yu-ling Yu, Geng Shen, Kenneth Lo, Yu-qing Huang, Ying-qing Feng, Thigh Circumference and Risk of All-Cause, Cardiovascular and Cerebrovascular Mortality: A Cohort Study, 《Risk Management and Healthcare Policy》, vol. 13, 2020, pp. 1977–1987.

10. Alfonso J. Cruz-Jentoft, Gülistan Bahat, Jürgen Bauer, Yves Boirie, Olivier Bruyère, Tommy Cederholm, Cyrus Cooper, Francesco Landi, Yves Rolland, Avan Aihie Sayer, Stéphane M. Schneider, Cornel C. Sieber, Eva Topinkova, Maurits Vandewoude, Marjolein Visser, Mauro Zamboni, Sarcopenia: Revised European Consensus on Definition and Diagnosis, 《Age and Ageing》, vol. 48, no. 1, 2018, pp. 16–31.

11. Joke M. Rijk, Paul R. K. M. Roos, Laura Deckx, Marjan van den Akker, Frank Buntinx, Prognostic Value of Handgrip Strength in People Aged 60 Years and Older: A Systematic Review and Meta-Analysis, 《Geriatrics & Gerontology International》, vol. 16, no. 5, 2016, pp. 5–20.

12. ihui Wen, Min-Ho Shin, Ji-Hyoun Kang, Yi-Rang Yim, Ji-Eun Kim, Jeong-Won Lee, Kyung-Eun Lee, Dong-Jin Park, Tae-Jong Kim, Sun-Seog Kweon, Young-Hoon Lee, Yong-Woon Yun, Shin-Seok Lee, Association Between Grip Strength and Hand and Knee

Radiographic Osteoarthritis in Korean Adults: Data from the Dong-gu Study, 《PLOS One》 vol. 12, no. 11, 2017, Article no. e0186035.

13. Caroline Simpkins, Feng Yang, Muscle Power Is More Important Than Strength in Preventing Falls in Community-Dwelling Older Adults, 《Journal of Biomechanics》, vol. 134, 2022, Article no. 111018.

14. Tim R. Henwood, Dennis R. Taaffe, Improved Physical Performance in Older Adults Undertaking a Short-Term Programme of High-Velocity Resistance Training, 《Gerontology》, vol. 51, no. 2, 2005, pp. 108–115.

5장 | 건강한 사람들의 장수 식탁

1. https://guide.michelin.com/us/en/article/features/kimchi-korean-superfood

2. Vasilis Kontis, James E. Bennett, Colin D. Mathers, Guangquan Li, Kyle Foreman, Majid Ezzati, Future Life Expectancy in 35 Industrialised Countries: Projections with a Bayesian Model Ensemble, 《The Lancet》, vol. 389, no. 10076, 2017, pp. 1323–1335.

3. Ramón Estruch, Emilio Ros, Jordi Salas-Salvadó, Maria-Isabel Covas, Dolores Corella, Fernando Arós, Enrique Gómez-Gracia, et al., Primary Prevention of Cardiovascular Disease with a Mediterranean Diet, 《The New England Journal of Medicine》, vol. 368, no. 14, 2013, pp. 1279–1290.

4. Martha Clare Morris, Christy C. Tangney, Yamin Wang, Frank M. Sacks, Lisa L. Barnes, David A. Bennett, Neelum T. Aggarwal, MIND Diet Slows Cognitive Decline with Aging, 《Alzheimer's & Dementia》, vol. 11, no. 9, 2015, pp. 1015–1022.

5. Christopher D. Gardner, Matthew J. Landry, Dalia Perelman, Christina Petlura, Lindsay R. Durand, Lucia Aronica, Anthony Crimarco, Kristen M. Cunanan, Annie Chang, Christopher C. Dant, Jennifer L. Robinson, Sun H. Kim, Effect of a Ketogenic Diet Versus Mediterranean Diet on Glycated Hemoglobin in Individuals with Prediabetes and Type 2 Diabetes Mellitus: The Interventional Keto-Med Randomized Crossover Trial, 《The American Journal of Clinical Nutrition》, vol. 116, no. 3, 2022, pp. 640–652.

6. Cheri A. Levinson, Laura Fewell, Leigh C. Brosof, MyFitnessPal Calorie Tracker Usage in the Eating Disorders, 《Eating Behaviors》, vol. 27, 2017, pp. 14–16.

7. Nehal N. Mehta, Sean P. Heffron, Parth N. Patel, Jane Ferguson, Rachana D. Shah,

Christine C. Hinkle, Parasuram Krishnamoorthy, Rhia Shah, Jennifer Tabita-Martinez, Karen Terembula, Stephen R. Master, Michael R. Rickels, Muredach P. Reilly, A Human Model of Inflammatory Cardio-Metabolic Dysfunction: A Double Blind Placebo-Controlled Crossover Trial, 《Journal of Translational Medicine》, vol. 10, 2012, Article no. 124.

8. Sidharth P. Mishra, Sushil G. Rane, Hariom Yadav, Abnormalities in Microbiota/Butyrate/FFAR3 Signaling in Aging Gut Impair Brain Function, 《JCI Insight》, vol. 9, no. 3, 2024, Article no. e168443.

9. K. Del Tredici, H. Braak, Review: Sporadic Parkinson's Disease: Development and Distribution of α-Synuclein Pathology, 《Neuropathology and Applied Neurobiology》, vol. 42, no. 1, 2016, pp. 33–50.

10. Elisabeth Svensson, Erzsébet Horváth-Puhó, Reimar W. Thomsen, Jens Christian Djurhuus, Lars Pedersen, Per Borghammer, Henrik Toft Sørensen, Vagotomy and Subsequent Risk of Parkinson's Disease, 《Annals of Neurology》, vol. 78, no. 4, 2015, pp. 522–529.

11. Mark Kilgore, Courtney A. Miller, Daniel M. Fass, Krista M. Hennig, Stephen J. Haggarty, J. David Sweatt, Gavin Rumbaugh, Inhibitors of Class 1 Histone Deacetylases Reverse Contextual Memory Deficits in a Mouse Model of Alzheimer's Disease, 《Neuropsychopharmacology》, vol. 35, no. 4, 2010, pp. 870–880.

12. Joachim Johansen, Koji Atarashi, Yasumichi Arai, Nobuyoshi Hirose, Søren J. Sørensen, Tommi Vatanen, Mikael Knip, Kenya Honda, Ramnik J. Xavier, Simon Rasmussen, Damian R. Plichta, Centenarians Have a Diverse Gut Virome with the Potential to Modulate Metabolism and Promote Healthy Lifespan, 《Nature Microbiology》, vol. 8, 2023, pp. 1064–1078.

13. Valentina Taverniti, Ranjan Koirala, Alessandro Dalla Via, Giorgio Gargari, Elena Leonardis, Stefania Arioli, Simone Guglielmetti, Effect of Cell Concentration on the Persistence in the Human Intestine of Four Probiotic Strains Administered through a Multispecies Formulation, 《Nutrients》, vol. 11, no. 2, 2019, Article no. 285.

14. Francesco Asnicar, Sarah E. Berry, Ana M. Valdes, Long H. Nguyen, Gianmarco Piccinno, David A. Drew, Emily Leeming, Rachel Gibson, Caroline Le Roy, Haya Al Khatib, Lucy Francis, Mohsen Mazidi, Olatz Mompeo, Mireia Valles-Colomer, Adrian Tett, Francesco

Beghini, Léonard Dubois, Davide Bazzani, Andrew Maltez Thomas, Chloe Mirzayi, Asya Khleborodova, Sehyun Oh, Rachel Hine, Christopher Bonnett, Nicola Segata, Microbiome Connections with Host Metabolism and Habitual Diet from 1,098 Deeply Phenotyped Individuals, 《Nature Medicine》, vol. 27, 2021, pp. 321–332.

15. Md Abul Kalam Azad, Manobendro Sarker, Tiejun Li, Jie Yin, Probiotic Species in the Modulation of Gut Microbiota: An Overview, 《BioMed Research International》, vol. 2018, 2018, Article no. 9478630.

16. Larry E. Miller, Arthur C. Ouwehand, Alvin Ibarra, Effects of Probiotic-Containing Products on Stool Frequency and Intestinal Transit in Constipated Adults: Systematic Review and Meta-Analysis of Randomized Controlled Trials, 《Annals of Gastroenterology》, vol. 30, no. 6, 2017, pp. 629–639.

17. Joshua M. Lyte, Nicholas K. Gabler, James H. Hollis, Postprandial Serum Endotoxin in Healthy Humans Is Modulated by Dietary Fat in a Randomized, Controlled, Cross-Over Study, 《Lipids in Health and Disease》, vol. 15, no. 1, 2016, Article no. 186.

18. Federica Bellerba, Valeria Muzio, Patrizia Gnagnarella, Federica Facciotti, Susanna Chiocca, Paolo Bossi, Diego Cortinovis, Ferdinando Chiaradonna, Davide Serrano, Sara Raimondi, Barbara Zerbato, Roberta Palorini, Stefania Canova, Aurora Gaeta, Sara Gandini, The Association Between Vitamin D and Gut Microbiota: A Systematic Review of Human Studies, 《Nutrients》, vol. 13, no. 10, 2021, Article no. 3378.

19. Lynne V. McFarland, Meta-Analysis of Probiotics for the Prevention of Traveler's Diarrhea, 《Travel Medicine and Infectious Disease》, vol. 5, no. 2, 2007, pp. 97–105.

20. Dhrati V. Patangia, Cornelius Anthony Ryan, Eugene Dempsey, Reynolds Paul Ross, Catherine Stanton, Impact of Antibiotics on the Human Microbiome and Consequences for Host Health, 《MicrobiologyOpen》, vol. 11, no. 1, 2022, Article no. e1260.

21. Kira Kopacz, Sangita Phadtare, Probiotics for the Prevention of Antibiotic-Associated Diarrhea, 《Healthcare (Basel)》, vol. 10, no. 8, 2022, Article no. 1450.

22. Hannah C. Wastyk, Gabriela K. Fragiadakis, Dalia Perelman, Dylan Dahan, Bryan D. Merrill, Feiqiao B. Yu, Madeline Topf, Carlos G. Gonzalez, William Van Treuren, Shuo Han, Jennifer L. Robinson, Joshua E. Elias, Erica D. Sonnenburg, Christopher D. Gardner, Justin L. Sonnenburg, Gut-Microbiota-Targeted Diets Modulate Human Immune Status, 《Cell》, vol. 184, no. 16, 2021, pp. 4137–4153.e14.

23. Mary Ni Lochlainn, Ruth C. E. Bowyer, Janne Marie Moll, María Paz García, Samuel Wadge, Andrei-Florin Baleanu, Ayrun Nessa, Alyce Sheedy, Gulsah Akdag, Deborah Hart, Giulia Raffaele, Paul T. Seed, Caroline Murphy, Stephen D. R. Harridge, Ailsa A. Welch, Carolyn Greig, Kevin Whelan, Claire J. Steves, Effect of Gut Microbiome Modulation on Muscle Function and Cognition: The PROMOTe Randomised Controlled Trial, 《Nature Communications》, vol. 15, 2024, Article no. 1859.

24. Youngbeom Ahn, Ji Young Jung, Yong Hyun Chung, Minho Chae, Che Ok Jeon, Carl E. Cerniglia, In Vitro Analysis of the Impact of Enrofloxacin Residues on the Human Intestinal Microbiota Using H-NMR Spectroscopy, 《Chemotherapy》, vol. 58, no. 5, 2012, pp. 361–370.

6장 | 잠이 삶의 질을 결정한다

1. David A. Reichenberger, Kelly M. Ness, Stephen M. Strayer, Gina Marie Mathew, Margeaux M. Schade, Orfeu M. Buxton, Anne-Marie Chang, Recovery Sleep After Sleep Restriction Is Insufficient to Return Elevated Daytime Heart Rate and Systolic Blood Pressure to Baseline Levels, 《Psychosomatic Medicine》, 2023

2. Nour Makarem, Cecilia Castro-Diehl, Marie-Pierre St-Onge, Susan Redline, Steven Shea, Donald Lloyd-Jones, Hongyan Ning, Brooke Aggarwal, Redefining Cardiovascular Health to Include Sleep: Prospective Associations With Cardiovascular Disease in the MESA Sleep Study, 《Journal of the American Heart Association》, 2024.

3. Arlet V. Nedeltcheva, Jennifer M. Kilkus, Jacqueline Imperial, Dale A. Schoeller, Plamen D. Penev, Insufficient Sleep Undermines Dietary Efforts to Reduce Adiposity, 《Annals of Internal Medicine》, vol. 153, no. 7, 2010, pp. 435–441.

4. Diana Aline Nôga, Elisa de Mello e Souza Meth, André Pekkola Pacheco, Xiao Tan, Jonathan Cedernaes, Lieve Thecla van Egmond, Pei Xue, Christian Benedict, Habitual Short Sleep Duration, Diet, and Development of Type 2 Diabetes in Adults, 《JAMA Network Open》, vol. 7, no. 3, 2024, e241147.

5. Michael A. Grandner, Lauren Hale, Melisa Moore, Nirav P. Patel, Mortality Associated With Short Sleep Duration: The Evidence, the Possible Mechanisms, and the Future, 《Sleep Medicine Reviews》, vol. 14, no. 3, 2010, pp. 191–203.

6. David N. Neubauer, Sleep Problems in the Elderly, 《American Family Physician》, vol. 59, no. 9, 1999, pp. 2551-2558.

7. Maurice M. Ohayon, Mary A. Carskadon, Christian Guilleminault, Michael V. Vitiello, Meta-Analysis of Quantitative Sleep Parameters From Childhood to Old Age in Healthy Individuals: Developing Normative Sleep Values Across the Human Lifespan, 《Sleep》, vol. 27, no. 7, 2004, pp. 1255–1273.

8. Kenichi Kuriyama, Kazuo Mishima, Hiroyuki Suzuki, Sayaka Aritake, Makoto Uchiyama, Sleep Accelerates the Improvement in Working Memory Performance, 《The Journal of Neuroscience》, vol. 28, no. 40, 2008, pp. 10145–10150.

9. Kenneth P. Wright Jr., Andrew W. McHill, Brian R. Birks, Brandon R. Griffin, Thomas Rusterholz, Evan D. Chinoy, Entrainment of the Human Circadian Clock to the Natural Light-Dark Cycle, 《Current Biology》, vol. 23, no. 16, 2013, pp. 1554–1558.

10. https://ai.hubermanlab.com/s/Ck9vyXBd

11. Matthew S. Ganio, Lawrence E. Armstrong, Douglas J. Casa, Brendon P. McDermott, Elaine C. Lee, Linda M. Yamamoto, Stefania Marzano, Rebecca M. Lopez, Liliana Jimenez, Laurent Le Bellego, Emmanuel Chevillotte, Harris R. Lieberman, Mild Dehydration Impairs Cognitive Performance and Mood of Men, 《British Journal of Nutrition》, vol. 106, no. 10, 2011, pp. 1535–1543.

12. Amir Baniassadi, Brad Manor, Wanting Yu, Thomas Travison, Lewis Lipsitz, Nighttime Ambient Temperature and Sleep in Community-Dwelling Older Adults, 《Science of The Total Environment》, vol. 891, 2023, 165623.

13. Shahab Haghayegh, Sepideh Khoshnevis, Michael H. Smolensky, Kenneth R. Diller, Richard J. Castriotta, Before-Bedtime Passive Body Heating by Warm Shower or Bath to Improve Sleep: A Systematic Review and Meta-Analysis, 《Sleep Medicine Reviews》, vol. 46, 2019, pp. 124–135.

14. Allehe Seyyedrasooli, Leila Valizadeh, Vahid Zamanzadeh, Khadijeh Nasiri, Hossein Kalantri, The Effect of Footbath on Sleep Quality of the Elderly: A Blinded Randomized Clinical Trial, 《Journal of Caring Sciences》, vol. 2, no. 4, 2013, pp. 305–311.

7장 | 피부 나이를 되돌리는 법

1. Rong Kong, Yilei Cui, Gary J. Fisher, Xiaojuan Wang, Yinbei Chen, Louise M. Schneider, Gopa Majmudar, A Comparative Study of the Effects of Retinol and Retinoic Acid on Histological, Molecular, and Clinical Properties of Human Skin, 《Journal of Cosmetic Dermatology》, vol. 15, no. 1, 2016, pp. 49–57

2. Adele C. Green, Gail M. Williams, Catherine S. Logan, and David R. Strutton, Sunscreen and Prevention of Skin Aging, 《Annals of Internal Medicine》, vol. 158, no. 11, 2013, pp. 781–790.

3. Weiying Zheng, Xi Zhang, Jiazeng Dong, Jianming He, Facial Morphological Characteristics of Mouth Breathers vs. Nasal Breathers: A Systematic Review and Meta-Analysis of Lateral Cephalometric Data, 《Experimental and Therapeutic Medicine》, vol. 19, no. 6, 2020, pp. 3738–3750.

천천히 나이 드는 법

1판 1쇄 발행 2025년 5월 19일

지은이 임영빈
발행인 오영진 김진갑
발행처 토네이도미디어그룹(주)

책임편집 박민희
기획편집 박수진 유인경 박은화 김예은
디자인팀 김현주 강재준
마케팅팀 박시현 박준서 김수연 박가영
경영지원 이혜선

출판등록 2006년 1월 11일 제313-2006-15호
주소 서울시 마포구 월드컵북로5가길 12 서교빌딩 2층
원고 투고 및 독자 문의 midnightbookstore@naver.com
전화 02-332-3310 팩스 02-332-7741
블로그 blog.naver.com/midnightbookstore
페이스북 www.facebook.com/tornadobook

ISBN 979-11-5851-316-0 (03510)